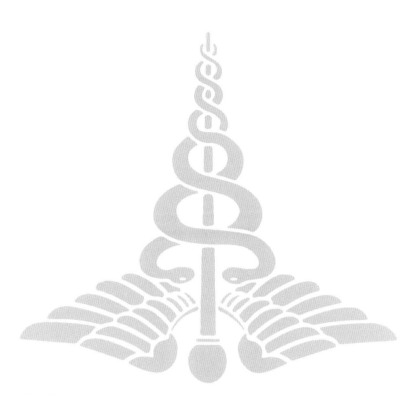

UnHealthcare

지속 가능한 헬스케어를 위한
새로운 헬스케어 패러다임

「건강지속(health assurance)」 시스템 선언문

헤먼트 타네자(Hemant Taneja) & 스티븐 클라스코(Stephen Klasko)
그리고 케빈 메이니(Kevin Maney) 공저
장혁재 편역 (연세대학교 의과대학)

좋은땅

지속 가능한 헬스케어를 위한
새로운 헬스케어 패러다임

ⓒ Hemant Taneja & Stephen Klasko & Kevin Maney, 2023

초판 1쇄 발행 2023년 8월 11일

지은이   헤먼트 타네자 · 스티븐 클라스코 · 케빈 메이니
옮긴이   장혁재
펴낸이   이기봉
편집   좋은땅 편집팀
펴낸곳   도서출판 좋은땅
주소   서울특별시 마포구 양화로12길 26 지월드빌딩 (서교동 395-7)
전화   02)374-8616~7
팩스   02)374-8614
이메일   gworldbook@naver.com
홈페이지   www.g-world.co.kr

ISBN   979-11-388-2162-9 (03510)

역자 서문

'건강'은 모든 사람에게 가장 소중한 가치입니다.

그러나, 건강은 대부분의 사람들이 '잃어버린 후(後)'에야 그 소중함을 자각하는 재산이기도 합니다. 또한, 건강과 관련한 지식과 방법도 '전문가의 영역'으로 간주되어 '건강'을 지키는 것이 의료기관의 역할로 받아들여져 왔습니다.

고령화와 정보화 사회로의 이행이 가속화되면서 개개인의 건강에 대한 수요와 지식은 과거와는 비교가 안 될 만큼 확대되었고, 이제 건강을 지키는 행위는 고전적인 의료기관의 울타리를 넘어 일상 속에서 가능하게 되었습니다. 건강은 '잃어버린 후(後)'에 치료(cure)하는 것이 아니라, '잃어버리기 전(前)'에 관리(care)하는 것으로 바뀌었습니다.

이러한 변화에 따라 미국, 유럽은 물론 국내에서도 수많은 혁신가(entrepreneur)들이 뛰어들어 헬스케어 영역에서 새로운 가치에 기반한 서비스를 만들어 내고자 부단히 노력하고 있습니다. 그러나, 안타깝게도 이러한 시도들은 실제 시장에서 지속적인 가치창출에 실패하고 사장되는 경우가 대부분입니다. 이러한 실패의 원인을 단순히 외부의 불합리한 규제나 불가능을 가능케 하는 기술에 부족으로 돌린다면 이는 혁신가의 자세라 할 수 없습니다. 걸맞지 않은 규제와 미완의 기술은 새로운 시대의 초기에 항상 부딪혀 온 문제입니다.

그래서, 오랜 기간 의료생태계 운영에 관여한 핵심 참여자와 IT기술에 정통한 기업가가 헬스케어라는 새로운 영역에서 그들이 거둔 성공을 바탕으로 새로운 분야의 가치사슬 작동 방식에 대한 통찰을 언급한 이 책은 이 시점에 많은 이들에게 살펴볼 충분한 가치가 있습니다.

새로운 헬스케어는 여전히 건강 관리 서비스에 있어 핵심적인 역할을 수행하는 의료 영역과 밀접한 연계 및 확장을 통해 고객(customer)에게 연속적인 건강 관리라는 가치를 제공할 수 있습니다.

새로운 헬스케어는 이미 과도한 비용을 지출하고 있는 의료 서비스에 또다른 부담을 얹는 방식이 아니라, 개인과 사회적 부담을 줄이면서도 더 나은 건강 관리 서비스를 제공할 수 있어야 합니다.

새로운 헬스케어는 개인의 일상이 평가 가능한 정보로 전환되고 연결되어, 언젠가 다시 찾아올 코로나 감염과 같은 인류의 새로운 위협에 보다 효과적으로 대응할 수 있는 인프라가 되어야 합니다.

이 책이 많은 혁신가들과 새로운 시대에 관심을 갖는 이들에게 영감을 주어 새로운 시대를 여는 혁신적 시도의 과실이 풍성하게 열매 맺기를 소망합니다.

2023년 5월

장혁재

머리말

코로나 이후의 의료

우리는 코로나19의 위기가 전 세계로 강력히 확산되기 시작할 즈음 이 책의 첫 집필을 끝냈습니다. 따라서, 첫 원고는 코로나 사태로 인한 영향이 전혀 반영되지 않은 상태였습니다.

코로나19가 의료 서비스에 대대적인 변화를 일으킬 것이라는 사실을 우리 모두가 동의했기 때문에 출판 과정을 일단 중단하였습니다. 코로나19의 위기가 한 달쯤 지나자 우리는 첫번째 원고에서 우리가 예상했던 모든 일들이 코로나19로 인해 훨씬 더 빠르게 진행되고 있음을 알 수 있었습니다. 우리가 처음 서술한 내용은 향후 5년에서 10년에 걸쳐 변화되고 등장할 새로운 유형의 의료 서비스에 관한 내용이었지만, 미래는 예상치 않은 순간 더 극적으로 찾아왔습니다.

의사가 가상 환경에서 환자와 만나는 원격 의료도 이러한 변화를 잘 보여 주는 사례 중 하나입니다. 소비자와 의료 보건 분야 전문가들은 코로나19 사태가 시작되기 겨우 몇 달 전 이러한 방식의 의료 서비스를 서서히 구체화해 나가기 시작했는데, 코로나 사태로 지금 당장 필요한 진료문법이 되었습니다. 이제는 원격 의료를 통해 환자를 효과적으로 진료할 수 있으며, 의료 보건 체계의 유연성과 대응력을 높일 수 있다는 사실이 명확하게 확인되었습니다. 변화를 다시 되돌릴 수 없이 시작되었고, 예전으로 돌아갈 수는 없을 것입니다. '진료를 받는다'는 말의 의미는 완전히 바뀌었습니다.

그러나, 다시 생각해 보면, 우리가 '건강지속(health assurance)'을 위한 시스템이라 명명한 새로운 종류의 의료 서비스 체계가 코로나 사태 이전에 마련되었더라면 이번 위기가 다른 방향으로 흘러갔으리라는 사실은 뼈아플 만큼 분명합니다.

이 책에서 상세히 설명할 건강지속(health assurance) 시스템의 중요한 동력은 데이터입니다. 모두가 자신의 건강 데이터를 지속적으로, 또 실시간으로 확보하는 것, 그 데이터를 토대로 스스로 자신의 건강을 지키고, 의원이나 병원 신세를 지지 않고 살아갈 수 있도록 하는 것이 건강지속(health assurance) 시스템의 핵심입니다. 개개인의 건강 데이터를 익명으로 처리해서 클라우드에 저장하면 특정 인구집단의 건강을 분석하고 정책을 설계할 수 있습니다. 만약 2020년 1월 시점에 새로운 건강지속(health assurance) 체계에 맞춘 의료 서비스가 확립되어 있었고, 이 서비스를 이용하는 세계 인구가 수천만 명에 달했다면 어땠을까요. 각국 정부는 코로나19의 발생 사실과 감염자 집단이 생겨나고 있다는 사실을 조기에 인지하고, 영향을 최소화할 수 있는 조치를 마련하는 데 큰 도움이 되었을 것입니다. 만일 그랬다면 사태

초기에 영웅과 같은 활약을 펼쳤던 응급 구조대원들과 의사, 간호사들이 치료해야만 했던 환자 수는 획기적으로 줄고, 환자에 대한 더 많은 정보는 제공되어 많은 의료진들의 목숨도 구할 수 있었을 것입니다.

건강지속(health assurance) 체계에서는 개개인의 건강을 프로그램을 통해 계속해서 모니터링함으로써, 사용자는 모두 자신의 건강 상태를 확실하게 인지할 수 있고, 자신의 건강 데이터상에서 바이러스 감염이 의심되는 패턴이 나타나면 어떻게 대응해야 하는지도 알려 줍니다.

2020년 4월에는 건강지속(health assurance) 시스템에서 언급하는 기술이 감염병 대유행의 추적에 어떻게 쓰일 수 있는지를 보여 준 사례가 있었습니다. 온라인 연결이 가능한 스마트 체온계를 판매하는 킨사(Kinsa)라는 업체는 사용자가 체온계의 전용 어플리케이션을 통해 자신의 체온 변화를 추적하고 열이 나면 치료 정보도 얻을 수 있도록 합니다. 그러나 이 제품의 근본적인 목적은 킨사 체온계로 수집된 데이터를 토대로 인구집단의 발열 패턴을 광범위하게 파악하는 것입니다. 코로나19가 급속히 확산되던 시기에 킨사 체온계의 사용자는 약 200만 명으로 그리 큰 숫자는 아니었지만, 그럼에도 발열 환자가 많이 발생하는 지역을 예측할 수 있었고 공중보건 조치가 효과를 발휘하는 곳도 찾을 수 있었습니다. 심지어 그러한 사실을 미국 질병통제예방센터(CDC)보다 더 신속하게 파악할 수 있었습니다. 킨사의 창립자 인더 싱(Inder Singh)은 CNBC와의 인터뷰에서 "질병이 어디에서 확산 중인지 알려면 그 병의 증상과 관련한 정보를 알아야 합니다. 가장 좋은 방법은 사람들이 이미 가지고 있는 도구를 활용하는 겁니다."라고 말했습니다.

체온계 사용자 200만 명의 데이터에 나타난 패턴으로 정부기관의 분석을 앞지를 수 있다면, 심박수부터 정신 건강, 혈당 수치, 수면 패턴까지 사용자의 모든 건강 데이터를 추적하는 장비를 수천만 명이 이용할 때 얻게 될 데이터가 얼마나 가치 있게 활용될 수 있을지 상상해 보십시오. 건강지속(health assurance) 체계가 다음에 또 일어날지 모를 대유행병을 막을 수 있다는 것은 아닙니다. 그러나 위험한 신종 바이러스가 또 출현한다면, 의료 보건 전문가들과 정부는 이 데이터를 활용해서 감염 확산을 막고 사람들의 건강을 지키는 더 나은 방안을 마련할 수 있을 것입니다.

향후 적어도 2년은 각국 정부가 코로나로 침체된 경제를 다시 살리기 위해 노력할 것이고, 이 과정에서 건강지속(health assurance)과 관련한 기술은 엄청나게 유용한 도구가 될 것입니다.

우리가 이 글을 쓰고 있는 시점에서 전문가들은 이동 제한과 집합 제한을 완화하거나 강화하는 조정 기간이 더 연장되리라 예상하고 있습니다. 이 바이러스의 영향을 충분히 억제할 수 있을 때까지는 제한이 어느 정도 풀려서 모두가 조금은 예전 생활로 돌아갔다가 감염자가 다시 증가하면 제한을 또 강화하는 식의 조정이 반복될 것이고, 이 과정이 수월하게 이루어지려면 정부가 국민 개개인의 건강 데이터를 실시간으로 충분히 확보할 수 있어야 합니다. 건강지속(health assurance) 기술이 시장에 더 깊이 침투해서 수집되는 건강 데이터가 늘어날수록 정부는 이동 제한이나 집합 제한이 필요할 시점을 더 신속하고 정확하게 판단할 수 있습니다. 우리는 이 조정 기간에 건강지속(health assurance) 기술이 기존의 건강-의료시스템의 문법을 상당수 뒤집을 것이라고 확신합니다. 또한 이 기술이 우리 모두가 정상적인 일상을 더 빨리 되찾아가는 데에도 도움이 되리라고 확신합니다.

우리가 이 책의 완성을 앞두고 출판 과정을 중단한 이유는 한 가지 더 있습니다.

이 책의 저자 중 한 사람인 스티븐은 미국 필라델피아와 뉴저지에서 14곳의 의료기관을 운영하고 있습니다. 코로나 사태의 한 가운데서 스티븐은 이 책에서 다루는 새로운 의료 체계가 일찍 실행됐더라면 모든 상황이 얼마나 달라졌을지 많은 시간 고민했습니다. 스티븐이 운영하는 제퍼슨헬스(Jefferson Health) 시스템을 포함해 미국 전역의 의료 보건 시설에서 활약한 영웅들의 노고를 치하하는 것은 어떠한 찬사로도 부족하겠지만, 그와 별개로 데이터는 빈약했고 일원화된 분석이 이루어지지 않은 것 또한 사실입니다. 주마다, 때로는 같은 주에서도 카운티마다 대응 전략이 제각기 달랐습니다. 제퍼슨헬스에서는 일일 50건 수준이던 원격 진료의 건수가 3,000건으로 늘어났지만, 지역에 따라 원격 진료에 꼭 필요한 광역 통신망 자체가 구축되지 않은 곳도 많았습니다. 코로나 사태로 필라델피아를 비롯한 미국 여러 도시 인구의 상당수는 집에 광역 통신망이나 컴퓨터가 없고 스마트폰도 없다는 사실도 드러났습니다. 이런 사람들은 원격 진료를 받고 싶어도 받을 수가 없습니다. 건강지속(health assurance) 시스템의 기본은 소비자의 '연결성' 확보이기 때문에 새로운 의료 서비스 시대가 본격적으로 열리기 위해서는 시스템의 기능에 필요한 접근성을 보장할 수 있는 정책이 마련되어야 전제되어야 합니다. 코로나19는 의료 서비스의 접근성이 가장 낮은 사람들을 다시 덮칠 수 있습니다.

이 책의 또 다른 저자인 헤먼트는 커뮤어(Commure)와 리봉고(Livongo)라는 두 건강지속(health assurance) 기술 기업의 공동 창립자이자 다른 수많은 기술 기업의 투자자로 활동해 왔습니다. 코로나 대유행으로 경제가 멈추자, 헤먼트는 가장 먼저 자신이 운영하거나 투자한 업체들이 안정적으로 이 사태를 이겨 내고 직원들의 안전이 지켜질 수 있도록 노력했습니다. 그가 투자한 업체들의 고객은 대부분 작은 규모의 업체이기 때문에 고객이자 소비자인 그 업체들도 어려운 시기를 이겨 내도록 도왔습니다.

헤먼트는 과거부터 기업가가 2020년대에 큰 변화를 만들어 낼 수 있는 가장 중요한 분야를 꼽는다면 단연 의료 보건 서비스라고 확신했고, 코로나 사태를 겪으면서 이 생각은 한 단계 더 발전했습니다. 헤먼트는 바로 지금이 애플이 세상에 아이폰을 처음 선보였을 때와 같은 순간, 즉 새로운 가능성이 열리는 중요한 시점이며, 의료 보건 분야의 회복력이 취약하다는 사실이 코로나 이전까지 명확히 드러나지 않았지만, 이제 기술로 이 문제를 바로잡을 수 있는 미래가 성큼 가까워졌다고 확신하게 되었습니다.

코로나 대유행을 겪으면서 기술 기업과 전통적인 의료 보건 산업은 서로 맞서는 게 아니라 함께 협력하는 생태계가 구축될 때 진정한 변화가 일어날 것이라는 두 저자의 견해는 더욱 공고해졌습니다. 이러한 메시지는 이 책 전반에서 여러 번 다루어질 것입니다.

코로나19와 같은 위험한 바이러스는 또 나타날 수 있습니다. 이번 사태로 우리가 할 수 있는 유일한 선택은 그러한 사태를 사전에 막고 관리하는 사회 시스템의 혁신임을 모두가 깨달았습니다. 그런 혁신이 이루어지지 않는다면, 코로나19 같은 바이러스가 나타날 때마다 무수한 생명을 잃고 세계 경제가 무너지는 상황이 반복될 것입니다.

　우리는 바로 그 혁신을 일으키고 의료 보건 전문가와 기업가, 정책 만드는 사람들, 그 외 사회 리더들이 혁신에 필요한 조치를 취하도록 촉구하기 위해 이 책을 씁니다.

2020년 4월

헤먼트 타네자
스티븐 클라스코
케빈 메이니

차례

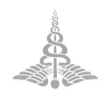

1
실리콘밸리 혁신가와
미 동부 해안 헬스케어 CEO의 만남

만일, 완벽한 세상이 있다면 그곳에는 의료 서비스란 존재하지 않을 것입니다.

우리가 언젠가 갑자기 세상을 떠나는 날까지 늘 건강한 몸과 마음으로 살아갈 수만 있다면, 의사나 약, 병원, 보험 회사가 없어도 행복하게 살아갈 수 있습니다. 코로나19 대유행을 겪고 있는 지금처럼 이런 생각이 절실했던 적은 없을 것입니다.

만일 그런 완벽한 세상이 불가능하다면 차선으로 의료 서비스에 기댈 일이 거의 없고 의사나 약, 병원, 보험 회사의 존재를 평소에 잊고 살 수 있는 세상을 우리 모두 희망합니다. 건강 관리가 일상 생활의 한 부분을 차지하여, 건강한 대다수 사람은 물론 만성질환을 앓는 환자도 자나깨나 건강을 걱정하지 않고 잘 지내도록 돕는 것이 진정한 '건강 관리'일 것입니다.

그런 완벽한 시스템이 갖추어진다면, 누구나 저렴한 비용으로 필수적인 의료 서비스를 손쉽게 이용할 수 있고, 의사와 병원은 사소한 문제로 찾아오는 환자와 매일 씨름하는 부담에서 벗어나 심각한 질병을 해결하고 생명을 구하는 일에 집중할 수 있을 것입니다. 코로나19와 같이 위험한 바이러스가 나타나도 정부 기관에서 조기에 감지하여 큰 위기로 번지지 않도록 미리 차단할 수 있을 것입니다.

기존과는 다른 이 새로운 의료 시스템을 우리는 이제 '건강지속(health assurance)' 시스템이라고 명명하고자 합니다.

새로운 시스템은 소비자가 중심이 되고 개개인의 건강 데이터가 동력이 되며 클라우드 저장소가 기반이 되어 운영될 것입니다. 기존의 서비스처럼 우리가 건강하게 지내다가 '아프면 치료받는' 방식의 이분법적 시스템이 아니라, 지속적인 관리를 통해 의료기관에서 치료를 받아야 하는 일을 최소화하도록 설계될 것입니다. 건강지속(health assurance) 체계의 주춧돌은 공개된 기술 표준과 사용자가 공감하는 서비스 설계, 신뢰할 수 있는 인공지능 기술입니다. 기존과는 전혀 다른 경험을 제공하면서도 소비자가 일상 속에서 이 시스템을 활용하는 데 이질감이 없도록 할 것입니다. 비논리적인 경제 원칙이 지배하는 현재의 의료 서비스는 합리적이고 자유 시장 경제의 원칙에 근거한 건강지속(health assurance) 체계로 대체될 것입니다. 이를 통해 비용은 줄고 의료 서비스의 질은 더욱 향상될 것입니다. 더 건강해지고, 더 많이 공감하고, 실수는 줄고, 좌절하는 일도 줄어들 것입니다.

모두가 현행 의료 체계는 뜯어고쳐야 한다고 입을 모아 말합니다. 의료 체계에 속한 사람들조차도 그렇습니다. 미국의 의료 보건 체계가 국민 대다수에게 도움이 안 된다는 건 이전부터 모두가 공감하는 사실이었으나, 코로나19 대유행으로 치부를 수면 위로 낱낱이 드러냈습니다. 이제 우리가 취할 최선은 새로운 기술을 가진 혁신가들이 건강지속(health assurance) 체계 안에서 첨단 기술을 꽃피울 수 있도록 돕는 것일 겁니다. 그것이 공동체에 늘 실망만 안겨 주었던 낡고 비싼 의료 산업에 다시 예산을 지원하는 법안을 통과시키는 것보다 훨씬 더 나은 길이 될 것입니다.

의료 서비스도 구글 지도처럼 손쉽게 이용할 수 있어야 합니다. 코로나 이전의 의료 서비스는 '희소성'의 개념에 바탕을 두고 있었습니다. 즉, 의사, 병상, 의료기기, 약이 전부 부족해서 이용하려면 비싼 돈을 내야 하는 데다 쉽게 이용할 수도 없었습니다. 그러나 다른 산업들은 이미 희소성과 정반대인 누구나 언제든 이용할 수 있는 '풍족함'을 기반으로 한 방식으로 변화하고 있습니다.[1] 이제는 상점에 직접 가서 일정 부수로 인쇄되는 종이 지도를 사올 필요 없이 지구에 사는 사람이면 누구나 휴대전화로 필요한 지도를 즉시 무료로 이용하고 있습니다. 게다가 지도에는 위성 위치 확인 시스템(Global Positioning System, GPS)이 결합되어 있어서 교통 체증이 심한 구간을 피해 갈 수 있는 경로도 알려 줍니다. 이제 의료 서비스도 고전적인 가치를 버리고 기술을 바탕으로 언제나 어디서나 이용할 수 있는 서비스로 바뀌어야 할 임계점에 있습니다.

지금은 누구나 휴대전화 어플리케이션을 이용하여 단 10분이면 자동차도 살 수 있고 그렇게 구매한 차가 집 앞까지 배달되는 시대입니

---

1 피터 디어맨디스(Peter Diamandis)와 스티븐 코틀러(Steven Kotler)의 저서 《어번던스: 혁신과 번영의 새로운 문명을 기록한 미래 예측 보고서(원제: Abundance: The Future is Better Than You Think)》(Free Press, 2012)에 풍족함에 관한 설명이 나온다.

다. 이러한 세상에 진료를 한 번 받으려면 수 주나 수개월 전부터 병원에 전화해서 예약을 잡아야 한다는 건 어처구니없는 일입니다. 현재 우리는 온라인 세상에서 의료 서비스를 구성하는 거래시스템과 공동체, 지식 컨텐츠를 구현해 내고 있습니다. 이제는 의료도 바뀌어야 할 때입니다.

낡은 의료 서비스가 고수하는 방식에 우리가 맞춰 가며 살아야 하는 상황에 종지부를 찍고 의료 산업이 바뀌려면, 즉 의료 서비스가 우리에게 맞추도록 하려면 의료 보건 전문가와 개발자, 혁신가가 협력해야 합니다. 지난 세기에는 소비자가 장을 보려면 직접 소매점을 가서 그 매장에 없을지도 모르는 상품을 찾기 위해 진열대마다 돌아다니고 계산할 때도 줄을 길게 서서 기다려야 했습니다. 이제 아마존(Amazon)은 고객의 취향과 니즈를 파악해서 맞춤형 상품을 마련한 다음 고객이 언제 어디서든 다양한 기기로 접속해 장을 볼 수 있도록 합니다. 낡은 의료 서비스와 새로 도래할 의료 서비스의 차이도 이와 같습니다.

어떤 산업도 휴대전화, 클라우드 저장소, 인공지능을 비롯해 지난 수십 년간 개발된 기술의 영향을 피해 갈 수 없었습니다. 의료 서비스도 마찬가지입니다. 새로운 건강지속(health assurance) 체계의 초기 형태는 리봉고(Livongo, 만성질환을 관리를 위한 인공지능 시스템)와 커뮤어(Commure, 진료 어플리케이션 플랫폼)라는 산업체를 통해 엿볼 수 있습니다. 또한 와비 파커(Warby Parker, 온라인 안경 처방전 발급 및 구매)나 로(Ro, 온라인 약물 처방 및 관리)처럼 꽤 대중에 알려진 산업체들도 있습니다. 애플, 아마존, 구글, 마이크로소프트와 같은 기술 산업의 최강자들도 새로운 의료 산업에 적극 투자하고 있으며,

앞으로 훨씬 더 많은 스타트업과 혁신이 쏟아져 나올 것입니다.

새로운 의료 체계는 의료 '서비스'라고 부르기에는 민망한 기존 체계와는 큰 차이가 있습니다. 의료 산업에 종사하는 모든 사람이 현행 의료 체계는 건강(health)을 관리(care)하는 게 아니라 대부분 건강에 문제가 생긴 후 에야 도움을 주도록 설계된 '질병(sick) 치료(cure)' 방식이라는 데 동의하고 있습니다.

'건강지속(health assurance)'이라는 명칭에는 손쉽게 이용할 수 있는 의료 서비스라는 의미와 모두가 일상 속에서 건강하게 지낼 수 있도록 돕는 기술을 중시하는 새로운 의료 체계의 정신이 담겨 있습니다.

정치인, 의사, 의료 산업의 책임자 및 근로자, 기업가, 소비자 모두가 기꺼이 '건강지속(health assurance) 시스템'을 수용할 것이라 확신합니다. 건강지속(health assurance)은 현행 의료 서비스에 비해 수익성이 좋고 더 효율적이며 지속 가능성과 비용 효율성이 더 우수합니다. 무엇보다 의료 소비자에게 돌아가는 이익이 가장 클 것입니다. 결정적으로 건강지속(health assurance)은 광범위한 데이터와 정보를 제공함으로써 미래에 발생할 수 있는 새로운 감염병을 물리치거나 막아내는 확률을 높일 수 있습니다.

건강지속(health assurance) 시스템 산업 분야에서는 향후 1,000억 달러 규모의 업체 10~15곳이 생겨날 것으로 추정됩니다. 현재 연간 3조 달러에 이르는 미국의 건강 관련 지출은 점차 축소될 것이며, 이에 따른 수익은 새롭게 나타난 산업체들이 차지하게 될 것입니다. 기술 기업과 전통적인 의료 서비스 전문가가 창의적으로 협력하는 업체가 그중 가장 큰 성공을 거둘 것입니다. 두 분야의 통합이 신속하게 이루어질수록, 지나치게 복잡한 절차를 거친 후 단편적인 설명과, 비싸고, 불평등한 의료 서비스를 이용하는 데 시간을 허비하고 있는 현재의 어처구니없는 상황도 더 빨리 종결될 것입니다.

우리는 의료 분야에 희생적으로 종사하고 있는 많은 의료진을 싸잡아 비난하는 것이 아닙니다. 그들 중 상당수는 우리의 영웅이었고, 모두를 두려움에 떨게 만든 대유행병 앞에서 수백만 명을 살리기 위해 목숨을 걸고 나선 사람들이었으며, 그 과정에서 목숨을 잃은 사람들도 있습니다. 그러나, 그들도 뿌리부터 망가진 의료 체계에 크게 좌절감을 느끼고 있습니다. 그래서 만일 이 문제를 해결할 수 있다면 대다수는 동참하려 할 것입니다.

현재의 의료 체계는 기본적으로 대량생산 모형이며, 그것이 처음 구축된 시점에는 이러한 모형이 아마도 적합 했을 것입니다. 가장 가난한 사람도 일정한 수준의 치료를 받을 수 있어야 한다는 대다수의 근본적인 신념이 반영된 모형이었습니다. 이러한 모형에 바탕을 두고 의료 서비스의 규모는 크게 확장되어 인구가 폭발적으로 늘어나도 서비스를 제공할 수 있었습니다. 1960년에 70세였던 미국인의 평균 수명은 현재 거의 80세로 늘어났습니다. 그러나 이러한 방식은 이제 전성기를 지나 변화에 가장 큰 걸림돌이 되고 있습니다. 새로운 패러다임으로 전환하는 데 실패해 나타나고 있는 결과들은 끔찍합니다.

의료 서비스에 관한 미국 정치계의 논쟁은 대부분 국민들이 기존 의료 체계의 비용을 감당할 수 있도록 하는 가장 좋은 방법을 찾는 데 집중되어 있었습니다. 그러나, 그 부담을 누가 짊어질 것인지, 즉 '정부,

소비자, 고용주 중에 누가 비용을 부담할 것인가?'라는 물음은 문제를 풀어 가기 위한 첫 질문으로 적합하지 않습니다. 지금 우리에게 정말 필요한 질문은 '위험을 기꺼이 감수하고 모험을 해 보려고 하는 기술 전문가와 의료 보건 전문가들이 힘을 합쳐 국민 모두의 건강을 보장할 수 있는 변화를 만들어 내도록 하려면 어떻게 해야 할까?'입니다.

넘어야 할 장애물이 수두룩합니다. 그러나 현행 의료 체계는 이미 이윤은 줄고 비용은 대폭 늘어나 추락하고 있기 때문에, 이런 체계를 고치는 것은 허물어지고 있는 건물에 페인트를 새로 칠하려는 것이나 다름없습니다. 기존 체계를 버리고 새로운 체계로 넘어가야만 한다는 것이 우리가 이 책에서 강조하는 핵심인 동시에 새 시대에 맞는 건강 지속(health assurance) 사업을 우리가 함께 운영하게 된 이유이기도 합니다.

* * *

이미 수년 전부터 전 세계의 기술 창업가들은 전통적인 의료 서비스를 혁신하기 위해 수백 개의 회사를 만들어 왔습니다. 그 중에는 훌륭한 어플리케이션이나 우수한 기기를 만들어 낸 곳들도 있고, 사업적으로 꽤 성공한 곳들도 있습니다. 그러나 반대로 의사가 환자와 대면해야 할 시간에 컴퓨터 모니터 앞에서 시간을 보내도록 만들어 그렇지 않아도 힘든 의사들의 부담을 가중시킨 산업체들도 있습니다. 이런 시도는 하나의 덩어리로 뭉뚱그려져 있는 미국의 획일적이고 고착화된 의료 체계에 거의 아무런 변화도 일으키지 못합니다. 새로 개발된 어플리케이션이나 장치가 상당한 호응을 얻은 경우에도 결국 시장에서 확산되지 못하고 국민 대다수가 경험하는 의료 서비스와는 동떨어진 비주류의 영역에 머무르고 맙니다.

왜 그렇게 됐을까요? 정답은 기술과 의료 현장이 서로 효과적으로 협력하지 못했기 때문입니다.

실리콘밸리에서는 엔지니어가 의료 보건 분야에 종사하는 사람 몇몇에게 자문을 얻어 스타트업을 창업하는 경우가 너무 많습니다. 이런 방식으로는 의료 체계가 얼마나 복잡한지 결코 제대로 이해할 수 없습니다. 구성 요소끼리 서로서로 맞물린 거대한 의료 산업은 외부인이 침입하면 반사적으로 방어하고자 되는데, 그러한 스타트업들은 이런 복잡한 유기체의 한 가지 측면만 단순하게 공략하려는 경향이 있습니다. '발 빠르게 움직이고, 원래 있던 것들을 부수고, 사용자를 대거 끌어모아라. 사업 모형은 그다음에 생각하라.' 실리콘밸리 사업가들 사이에서 널리 받아들여지는 이러한 사고방식은 의료 산업과 맞지 않습니다. 그 이유는 수없이 많은데, 다음 기회에 차차 설명하도록 하겠습니다.

한마디로 요약하자면, 기술 전문가들이 시도한 의료 서비스 개편은 실패한 것으로 보입니다.

현행 의료 체계의 문제점은 의료계도 잘 알고 있습니다. 그래서 의료계도 코로나 사태 이전부터 사람들의 의료 서비스 경험을 바꿀 기술을 만들기 위해 오랫동안 노력했습니다.

의료계 종사자가 직접 회사를 만들거나, 의료기관 내에서 기술을 개발하는 경우 보통 엔지니어를 몇 사람 채용해서 의료 산업이 해 오던 일의 효율을 높일 방안을 찾으라고 지시합니다. 그런 방안이 제대로 작동하면 비용을 어느 정도 줄이고 수익을 올릴 수 있을지는 몰라도 의료비를 대폭 줄이고 서비스 품질을 크게 개선하는 제대로 된 개혁은 불가능합니다. 완전히 망가진 건 고칠 수가 없습니다.

코로나 대유행을 겪으면서 우리는 의료 서비스가 얼마나 뒤처졌는지 깨닫게 되었습니다. 의료기관들은 대부분 원격 진료를 확대할 준비가 되어 있지 않았고, 가상 환경에서 환자를 진료할 수 있도록 훈련을 받은 의사와 간호사는 소수에 불과했습니다. 전자 의무 기록은 조각조각 쪼개져 나뉘어 있고 모든 데이터를 한꺼번에 집계할 수 있는 저장 공간은 없었습니다. 일련의 협의를 거쳐 인구집단별로 건강을 분석할 수 있는 체계도 없었습니다. 만약 2020년에 의료 산업의 디지털화가 금융 산업과 비슷한 수준이었다면, 우리는 코로나와 맞서는 데 필요한 유용한 정보를 훨씬 더 많이 훨씬 더 빠르게 모두에게 제공할 수 있었을 것입니다.

딱히 비밀이라고 할 수도 없는 기존의 의료 체계의 지저분한 비밀은, 아픈 사람이 많을수록 의료 산업에 속한 거의 모든 이들이 수익을 더 많이 올릴 수 있다는 것입니다. -적어도, 코로나 사태가 의료 체계 전체를 압도하기 전까지는 그랬습니다. 코로나 대유행으로 의료 체계는 거의 완전히 망가져서 혼란에 빠졌고 경제적 손실로 이어졌습니다 기존의 방식을 고수해야 수익이 발생하는 구조에서 대형 의료기관들이 자발적으로 변화를 주도하기를 기대하는 것은 힘들 것입니다. 의료 산업이 자체적으로 변화하지 못한 것도 같은 이유입니다.

의료 서비스가 바뀌지 않은 데에는 소비자도 어느 정도 책임이 있습니다. 국민 대부분이 고용주가 제공하는 건강 보험이나 메디케어

(Medicare: 미국 정부가 고령자와 자격 요건에 맞는 국민에게 의료비를 지원하는 건강 보험 -역주), 또는 그와 비슷한 몇 가지 프로그램의 형태로 자신의 의료비가 "남의 돈"으로 충당되는 상황에 중독되었습니다. 기존 의료 서비스 모형이 망가졌다는 사실을 다들 알면서도 익숙하다는 이유로 계속 봐주고 용인했습니다. 사람들은 소셜 미디어의 시대, 모든 게 디지털화된 세상에서 거의 모든 산업이 소비자에게 더 나은 서비스를 제공하도록 만들었지만, 의료 서비스에는 그런 요구를 하지 않았습니다. 의료는 다르다고 생각해서인데, 사실 의료도 다르지 않습니다. 의료 산업에도 우리를 똑똑한 소비자로 대하라고 요구해야 합니다.

우리(헤먼트 타네자와 스티븐 클라스코)는 건강지속(health assurance) 체계가 마련되려면 기술과 의료의 협력이 필수라는 확신으로 한 팀이 되었습니다. 우리 둘 다 기술과 의료 서비스를 결합해서 변화를 추진하려는 큰 흐름에 동참하고 있습니다.

헤먼트는 오래전부터 에너지, 금융 등 변화가 어려운 산업에 혁신을 일으킬 기술을 개발 기업들에 투자하거나 그런 회사를 직접 설립해 왔습니다. 헤먼트가 하는 사업의 기본 골자는 지난 10년간 개발된 모바일 플랫폼과 소셜미디어, 클라우드 컴퓨팅, 인공지능, 로봇과 같은 기술이 세계 경제에 심층적인 변화를 가져오리라는 전망에서 시작합니다. 이러한 기술은 효율성과 수익성을 모두 충족하면서도 고도로 개인화된 제품과 서비스를 대규모로 만들어 내서 소비자 자신이 제품이나 서비스의 중심에 있다고 느끼도록 합니다. 대량생산 시장에서 보편화된 제품이나 서비스는 결코 이를 능가할 수 없습니다.

산업계 전체가 이런 심층적인 변화를 절감하고 있습니다. 에어비앤비(Airbnb, 개개인에게 맞춘 다양한 숙박 시설을 제공하는 서비스)가 호텔(모두에게 동일한 형태의 객실이 제공되는 곳) 시장을 이긴 것도 이런 이유입니다. 칸 아카데미(Khan Academy, 학생 개개인에 맞는 온라인 강의 제공)가 한 교실에서 같은 수업을 듣는 것(학생 모두가 같은 수업 자료로 공부하는 방식)보다 학습 측면에서 더 유익한 경우가 많다는 사실이 입증된 것도 마찬가지입니다. 물리적인 형체를 갖추고 큰 비용이 들어가는 대량 생산, 대량 판매 방식의 투박한 사업 모형을 버리고 디지털 기술과 대규모 맞춤형 서비스, 민첩성, 저비용을 중심에 둔 '탈규모화' 모형으로 전환하는 산업 분야가 하나둘 늘어나고 있습니다. 탈규모화 모형은 이런 질문을 던집니다. '한 사람 한 사람을 만족시킬 수 있는 최선의 방법은 무엇인가?' 이는 '최대한 많은 사람에게 동일한 방식으로 팔 수 있는 상품은 무엇인가?'라는 지난 세기 기업들의 사고방식과 큰 차이가 있습니다. 헤먼트는 이 새로운 방식을 의료 서비스에 적용하여, 의료의 탈규모화를 실현할 기술 플랫폼 업체 '커뮤어(Commure)'를 설립했습니다.

스티븐 클라스코는 의료 분야 종사자가 탈규모화를 주도해야 한다는 필요성을 느끼고 그 방법을 직접 보여 주기로 결심했습니다. 그러나 이내 탈규모화의 원칙과 정반대되는 현실과 맞닥뜨렸습니다. -우리끼리는 스티븐이 겪은 이 역설적 상황을 '클라스코의 난제'라고 부릅니다 스티븐이 운영하는 제퍼슨헬스는 30년 가까이 외형적인 성장이 없었습니다. 그러다 5년간 총 6번의 합병과 인수를 거쳐 3곳이던 병원이 14곳으로 늘어났고, 2010년에는 미국의 대학병원 중 성장세가 가장 빠른 기관이 되었습니다. 지금도 병원 4곳을 더 추가하기 위한 절차가 진행 중에 있습니다. 탈규모화가 아니라 이처럼 덩치를 더 키우는 길을 택한 이유는 의료 산업 전체가 경제적으로 불안정한 상황에서 합병으로 비용을 줄이고 지역 사회에 꼭 필요한 자산이 되는 것이 제퍼슨헬스가 살아남는 유일한 방법이었기 때문입니다. 스티븐은 생존을 위해 먼저 규모를 키우고, 나중에 탈규모화를 실현할 수 있도록 관리해야 하는 까다로운 과업을 수행 중입니다.

그가 정한 제퍼슨헬스의 미션은 '물리적 주소에 얽매이지 않는 의료 서비스'를 구축하는 것입니다. 즉 제퍼슨헬스가 운영되는 지역인 필라델피아 지역민 모두가 '의료 서비스를 다른 소비재를 접하고 경험할 때처럼 손쉽게 이용할 수 있도록 하는 것'이 목표입니다. 스티븐은 5년 내로 필라델피아에 처음 이사 온 사람들이 이곳 사람들에게 "제퍼슨헬스가 운영하는 병원이 위치가 어디죠?"라고 물어도 어디인지 알지 못하게 만들겠다고 결심했습니다. 탈규모화를 통해 얻을 수 있는 최상의 결과는 바로 우리가 제공하는 상품이 의료 시설이 아닌 의료 서비스 자체가 되도록 하는 것입니다.

우리는 모든 대형 의료기관이 이처럼 규모를 키운 후 탈규모화를 시도해야 하는 양극단의 상황사이에서 균형을 찾는 난제와 맞닥뜨리게 되리라고 생각합니다. 클라스코의 난제는 앞으로 수년 내로 의료 산업 전체가 씨름하는 문제가 될 것입니다.

우리가 기술과 의료 서비스가 결합하면 막강한 힘이 발휘된다는 사실을 처음 깨달은 건 2014년 헤먼트가 리봉고를 설립할 때부터 였습니다. 리봉고의 공동 창립자인 글렌 툴먼(Glen Tullman)은 처방전을 전자 문서로 작성하는 소프트웨어 올스크립트(Allscripts)의 대표였습니다. 스티븐과 글렌은 원래 개인적으로 알던 사이였고 제퍼슨헬스는 올스크립트 프로그램을 사용하는 고객이라 서로 사업상으로도 친분이 있었습니다. 리봉고에서 당뇨병 환자들을 위한 새로운 의료 서비스를 개발하자 스티븐은 제퍼슨헬스에서 써 보기로 했습니다. 처음에는 회의적이었지만, 실제로 활용해 본 결과 환자들이 리봉고의 서비스에 만족했고 각 병원의 환자 관리에도 도움이 됐습니다. 병원은 비용을 줄이면서도 환자의 만족도는 커지는 스티븐이 생각해 온 '주소가 필요 없는 의료 서비스' 철학이 실현되는 순간이었습니다.

건강지속(health assurance) 체계의 초창기 업체라 할 수 있는 리봉고의 기업 가치는 2019년 기업 공개에서 약 25억 달러로 평가됐습니다. 제퍼슨헬스에서 리봉고의 서비스 방식이 성공을 거둔 후, 헤먼트와 스티븐은 새로운 사실을 깨달았습니다. 헤먼트는 '의료 산업에 진정한 변화를 일으키려면 기술 업계가 의료 체계를 이해하고 그 체계에 일체화될 수 있어야 한다.'는 사실을 알게 됐고, 스티븐은 새로운 형태의 의료 기술 산업이 자리잡는다면 경제적으로 악화일로인 의료 산업이 완전히 무너지기 전에 변화할 수도 있겠다는 생각을 갖게 되었습니다.

두 사람은 리봉고에 이어 다양한 방식으로 협력을 도모해 왔습니다. 스티븐은 헤먼트가 과거에 투자한 산업체 컬러 지노믹스(Color Genomics)와 의료기술 산업체 몇 곳에 자문을 제공하고 있습니다. 건강지속(health assurance) 체계에 맞는 기술 플랫폼이 되겠다는 야심 찬 목표를 내건 커뮤어에도 투자하고 설립을 도왔습니다. 인공지능 기반 온라인 정신 건강 서비스를 제공하는 마인드스트롱(Mindstrong)에서도 협력하고 있습니다.

하지만 이 책의 주제는 이 두 사람의 이야기나 두 사람이 해 온 사업 이야기가 아닙니다. 어떻게 해야 앞으로 리봉고와 커뮤어, 마인드스트롱 같은 업체가 더 많이 생기고 번성할 수 있는 환경을 만들 수 있느냐가 이 책의 핵심입니다. 우리는 지금 갖고 있는 것들을 재료로 삼아 앞으로 필요할 것을 만드는 방법을 소개하고자 합니다. 개개인에게 중요한 이야기이자 코로나 사태로 드러났듯이 사회 전체에도 중요한 이야기일 것입니다.

의료 산업이 변화하면 기술 분야와 의료 서비스 분야의 실무자들과 기업가, 경영진, 그리고 기업 전체에 엄청난 기회가 열릴 것입니다. 의료 서비스에 관한 논쟁을 보자면 하나같이 마음에 안 드는 선택지 중에 하나를 골라야 하는 일처럼 느껴질 때가 많습니다. 그래서는 안 됩니다. 전부를 무너뜨리거나 전통에 의존하는 방식 말고도 다른 길이 있습니다. 철도로만 이동하던 시대가 가고 비행기를 타고 다니는 시대가 열린 것처럼, 새롭고 흥미진진한 길을 만들어 낼 수 있습니다.

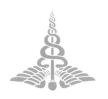

2

소비자 중심의
건강지속(health assurance) 체계

미국의 의료 보건 시스템의 붕괴 조짐은 이미 수십 년 전부터 보이기 시작했습니다. 많은 기업가들이 나서서 의료 소비자가 적은 비용으로 효과적인 의료 서비스를 경험할 수 있도록 의료 산업을 바꿔 보려고 도전했지만 번번히 실패했습니다. 이로 인해 '노력해도 소용이 있나? 이미 자리잡은 방식이 너무 강력해서 바꿀 수가 없는데……'와 같은 생각이 만연한 것도 이해가 갑니다.

그렇다고 포기할 수는 없습니다. 지난 2년 여간 많은 변화가 일어났고, 지금은 고인이 된 인텔(Intel)의 전 CEO 앤디 그로브(Andy Grove)가 '전략적 변곡점'이라고 부른 시점이 의료 산업에도 찾아온 것으로 보입니다.[2]

---

2 앤디 그로브가 저서 《편집광만이 살아남는다: 성공과 몰락의 변곡점에서 승리하는 단 하나의 원칙(Only the Paranoid Survive: How to Exploit the Crisis Points That Challenge Every Company)》(Currency, 1999)에서 설명한 개념이다.

보건 및 의료 분야의 몇몇 스타트업은 큰 영향력을 발휘하고 있고 주식시장에 상장할 만큼 성장세가 눈에 띕니다. 이들 중 상당수는 다른 기업들이 모방하고, 더 성장할 수 있는 사업 모델을 제시하고 있습니다. 인공지능 기술은 모두의 건강에 관여하고 중요한 기능을 수행할 수 있을 만큼 강력해졌습니다. 2018년부터는 간단히 FHIR-'파이어'라고 읽습니다-로 불리는 '의료 정보의 신속한 상호운용 자원(Fast Healthcare Interoperability Resources)' 표준이 마련되어 다양한 어플리케이션에서 의료 데이터를 공유할 수 있게 되었습니다. 2020년 3월에는 미국 보건복지부(Health and Human Services; HHS)가 환자 스스로 자신의 의료 데이터를 더 안전하게 이용하고 관리할 수 있도록 새로운 규정을 마련했습니다. 이제 소비자의 태도가 변화하고 있습니다. 전통적인 건강 보험에 드는 비용과 기능의 한계로 인해 소비자가 의료비를 자비로 부담하는 일이 많아지자 더 나은 의료 서비스에 대한 요구가 점차 증가하게 된 것입니다. 정책 입안자들도 급진적인 변화를 제안하는 추세이고, 의료 산업 내부에서도 기존 체계를 지긋지긋하게 여기는 분위기입니다.

코로나19의 대유행은 기존의 사업 모형을 바꿔야 한다는 압박이 날로 축적되던 상황에 찾아온 중대한 전환점이 되었습니다. 목숨을 살려야 하는 치열한 싸움 속에서 건강 보험과 의료비 청구 절차가 우스꽝스러울 정도로 과도하게 복잡하다는 사실이 여실히 드러났습니다. 가장 가난한 사람이 바이러스에 감염되면 가장 부유한 사람도 감염될 수 있다는 것, 일부만 제대로 치료받는 기존의 방식으로는 모두가 위험에 처할 수 있다는 사실도 명확히 드러났습니다. 새로운 건 뭐든 퇴짜를

놓았던 의료계의 오랜 저항도 사라졌습니다. 병원과 진료실에서 벗어날 수 있다면 뭐든지 다 하겠다는 강한 열망이 모두의 마음에서 피어나게 되었습니다.

한마디로 코로나 사태는 변화를 향한 열망에 불을 붙였습니다. 이제는 이 열망을 실현시킬 때입니다. 아이폰이 처음 등장했을 때와 같은 순간, 즉 눈 깜짝할 사이에 완전히 새로운 가능성이 열리는 순간이 의료 산업에도 찾아온 것으로 보입니다. 변화의 조건이 이미 모두 갖추어진 상황에서, 코로나 사태는 상상을 현실로 만들 변곡점이 되었습니다.

사업의 중심은 역시 제품이라고 생각하는 기업가라면, 시도해 봐야 소용없다는 식의 불신을 접고 다른 모든 산업에서 기술의 발전이 바꿔놓은 변화를 생각하며, 기술이 의료 산업을 바꿀 경우 어떤 결과가 생길지 상상해 보길 바랍니다. 가치 있고 우수한 사용자 경험을 만들어낼 수 있다면, 의료 산업에서도 에어비앤비나 슬랙(Slack: 클라우드 저장소를 통해 여러 사람이 협업할 수 있는 소통 플랫폼 -역주)처럼 수십억 달러를 벌 수 있을 것입니다.

그럼 무엇을 만들어야 할까요?

사람들이 '아프면 치료받는' 전통적인 의료 서비스를 자주 이용하지 않도록 도울 수 있는 무언가를 만들어야 합니다. 다시 한번 강조하지만, 병원으로 출퇴근하거나, 자신이 앓고 있는 병을 늘 생각하면서 사는 삶을 좋아하는 사람은 아무도 없습니다. 사람들은 저렴한 비용으로, 간편하고 직관적인 방식으로, 불필요한 절차 없이 건강한 삶을 지속하길 원합니다. 그리고 건강에 문제가 생기면 최대한 편리하게 치료받을 수 있는 방법을 원합니다.

그러려면 기존 건강 보험 체계에 맞는 회사가 아닌 건강지속(health assurance) 체계에 걸맞는 회사를 설립해야 합니다. 또한 새로운 사업은 이미 허물어지고 있는 낡은 체계에 가까스로 숨을 불어넣는 게 아니라 완전히 새로운 경험을 제공할 것임을 소비자가 이해하도록 해야 합니다.

이 새로운 경험의 바탕에는 광대한 데이터가 있어야 합니다. 기존 의료 산업이 생각하는 데이터가 아니라 실시간으로 수집되고 언제든 접속해서 확인할 수 있으며 영구적인 데이터, 디지털 환경과 물리적 환경을 통합하는 데이터를 의미합니다.

지금까지 의사와 환자 관계에 바탕이 된 건 매년 받는 건강검진이었습니다. 다양한 계측 장비로 비행기 엔진이나 자동차, 공장 설비에 '고장이 발생하기 전'에 결함을 발견하고 미리 해결하는 시대임을 생각하면, 뚜렷한 증상이 나타나기 전에는 치명적인 바이러스에 걸려도 그런 사실을 발견하지 못하는 이런 방식에 얼마나 큰 한계가 있는지 알 수 있습니다.

일반적인 건강 검진은 주로 환자 데이터를 수집하는 기회로 활용됩니다. 의사는 검진자의 혈압과 체중, 체온을 측정하고 심전도를 검사를 시행합니다. 분석할 혈액을 채취하고, 몸에 있는 여러 구멍을 살펴보고 몇 군데를 찔러 본 다음 그제서야 몸 상태에 대해 묻고 5분 정도 대화를 나누게 됩니다. 그러나 이렇게 수집하는 데이터에는 그 사람이 대부분의 시간을 보내는 일상 정보가 전무합니다. 예를 들어 일상 생활에서 심박수나 호흡 패턴은 어떤지, 그 패턴에 이상이 있는지는 밝혀내지 못합니다. 평소 식생활이나 생활하는 장소, 만난 사람들, 스트레스는 어느 정도로 받고 있는지 등 검진자의 생활을 나타내는 다른 데이터와 전혀 연계되지 않습니다. 의사는 검진실에 머무르는 그 짧은 시간에 알 수 있는 건강 상태를 확인할 뿐입니다. 또한 빼곡히 짜인 진료 일정 때문에 검진자와 이야기를 나누는 시간은 늘 짧습니다.

건강지속(health assurance) 체계에서는 풍부한 데이터와 인간의 깊은 공감 능력을 활용하는 새로운 형태의 '검진' 데이터가 건강 관리의 출발점이 될 것입니다.

개개인의 건강 관리에 가장 중요한 필수 데이터 중 일부는 당신의 유전체 즉 DNA일 것입니다. 우리는 현재 유전체 혁명의 중심에 살고 있습니다. 타액을 보내기만 하면 저렴한 비용으로 자신의 DNA에 담긴 데이터를 얻을 수 있는 서비스가 마련되어 있고, 결과도 단시간에 받아 볼 수 있는 세상입니다. Ancestry.com 같은 사이트를 이용하면 자신의 혈통도 알 수 있습니다. 컬러(Color: 개인 및 기업, 정부, 지역 사회에 의료 서비스를 제공하는 플랫폼 -역주)에서는 개인이나 업체 전 직원을 대상으로 저렴한 가격에 유전자 검사 서비스를 제공합니다. 이 검사 결과를 통해 개개인의 기질에 관한 풍부한 데이터를 얻을 수 있습니다. 의료기관을 통하지 않고 소비자 중심으로 유전자 검사 서비스를 선도해 온 23앤미(23andMe: 타액 샘플을 통해 유전자 검사 후 개인의 특징 및 위험 질환 및 혈통 정보를 제공하는 스타트업 -역주)는 현재 사용자 수가 1,000만 명 이상이며 미국에서는 CVS와 월그린(Walgreens)에서도 23앤미의 검사 키트를 구입할 수 있습니다. 기존에 상상할 수 없었던 새로운 산업이 형성되고 있는 것은 분명한 사실입니다.

유전자 검사는 앞으로 수년 내로 콜레스테롤 수치를 확인하려고 받는 혈액 검사만큼 일상적인 검사가 될 것입니다. 차이가 있다면, 유전자 검사는 언제 받아도 결과가 변하지 않으므로 딱 한 번만 받으면 됩니다. DNA 검사가 출생 시점에 모든 신생아가 받는 기본 검사에 포함되어 평생 개인 건강 자료로 활용될 날도 머지않아 보입니다.

의사는 유전체에 담긴 정보로 환자가 특정 암이나 다른 질병이 생길 소인이 있는지 파악할 수 있습니다. 또한 어떤 약이나 치료법이 가장 효과적인지 판단하는 데 필요한 모든 단서를 얻을 수 있으며, 심지어 카페인이 몸에서 분해되는 속도도 알 수 있으므로 불면증이 있는 사람에게는 중요한 정보가 될 수 있습니다. 신종 바이러스가 나타났을 때 어떻게 대처하는 게 도움이 되는지에 관한 정보도 개개인에게 맞춰서 제공할 수 있습니다.

장내 미생물군 검사와 심층 혈액 검사 결과도 기본 데이터가 될 것입니다. 장의 미생물군은 사람마다 고유한 특징이 있으며, 이 미생물군을 분석해서 중요한 건강 데이터를 제공하는 업체들이 계속 생겨나고 있습니다. 혈액에서 지금까지 접근할 수 없었던 심층적인 데이터를 찾아서 혈액 검사의 가치를 높이는 업체들도 등장했습니다. 16억 달러의 투자를 유치한 그레일(Grail: 액체 생검을 바탕으로 조기 암 선별검사를 제공하는 스타트업 -역주)은 거짓 양성 결과가 나올 확률이 낮으며 암의 위치까지 알 수 있는 암 진단 혈액 검사법을 개발 중에 있습니다.

유전체와 장내 미생물군, 혈액에서 얻을 수 있는 것이 정적인 데이터라면, 개개인이 휴대하는 장비를 통해 얻어지는 데이터는 실시간 기록하고 분석할 수 있는 동적 데이터라고 할 수 있습니다. '어떤' 장비로 '어떤' 데이터를 얻을 것인지는 각자가 선택할 수 있습니다. 자기 몸의 생리 기능이 데이터로 기록되는 장비는 절대 착용하지 않으려는 사람도 있을 것이고, 수집 가능한 데이터를 전부 측정하려는 사람도 있을 것입니다. 후자의 경우 예를 들어 특정 어플리케이션과 연계되는 시계로 걸음 수와 심장 박동 수, 수면 시간, 체온과 같은 데이터가 계속 기록되도록 할 수 있습니다. 스파이어(Spire: 생체신호 기반 의료 데이터 수집 및 분석을 제공하는 스타트업 -역주)라는 스타트업은 속옷에 꿰매 두면 호흡 패턴을 추적하는 초소형 태그를 개발했습니다. 호흡 패턴 데이터를 토대로 천식 발작이나 공황 발작을 감지할 수 있고, 호흡이 느려지면 약물 과다 복용 여부도 확인이 가능합니다. 코로나 대유행 시기에 호흡이 건강 상태를 나타내는 중요한 지표였다는 사실을 생각하면, 이러한 장치를 이용하는 사람들이 많아질 경우 코로나와 같은 위기 상황에서 이와 같은 업체가 얼마나 중요한 역할을 하게 될지 짐작할 수 있습니다.

온라인으로 주문한 식료품이나 배달 주문한 음식을 추적해서 개개인의 식생활 정보를 수집하는 어플리케이션도 활용될 수 있습니다. 당뇨병이나 고혈압 같은 만성질환을 앓는 사람들은 혈당이나 혈압을 추적하는 특수한 기기를 사용하게 될 것입니다. 리봉고에서도 바로 이러한 방식으로 당뇨병 환자를 위한 의료 서비스를 제공하며, 다른 만성질환으로도 서비스를 확대할 계획입니다. 이와 같은 사업은 발전 가능성이 사실상 무궁무진합니다.

마음 상태를 매우 기발한 방식으로 파악하는 행동 건강 어플리케이션도 나올 것으로 기대됩니다. 마인드스트롱 (Mindstrong: 디지털 정신 건강 플랫폼을 제공하는 스타트업 -역주)은 휴대전화 사용자가 키보드로 글자를 입력할 때 인공지능 기술로 특징을 분석해서 우울증이 있는지, 혹은 현재 조증 상태인지를 파악하는 기술을 가지고 있습니다. 인공지능 챗봇(chatbot)이 규칙적으로 다양한 질문을 던져서 사용자의 정신 상태를 파악하는 방식도 활용될 수 있습니다. 이러한 서비스는 사용자가 친숙하도록 개개인에게 맞추어 사람이 개입해야 하는 타이밍을 알 수 있도록 설계할 수 있습니다. 이처럼 개인 정신 건강을 평가하고 언제든 접속해서 확인할 수 있는 기술을 활용하는 업체가 많아질 것으로 보입니다. 분석할 수 있는 건강 데이터가 풍성해질수록 우리의 정신 건강과 신체 건강이 하나로 연결되어 있다는 사실이 지금보다 훨씬 명확해질 것이므로, 의사가 환자의 건강을 진단할 때도 그러한 정신 건강 데이터를 활용할 수 있을 것입니다. (코로나 위기가 한창일 때, 잠재된 정신 건강 문제가 이상 행동으로 발현되어 문제가 발생한 사람들이 대거 늘어났습니다. 문제가 생겨도 신속하게 진단받을 곳이 없고 정신의학자나 심리학자가 환자와 직접 만날 수 없게 된 상황이 큰 원인으로 작용했습니다. 이러한 시스템의 부재로 인해 특히 일선에서 영웅처럼 활약하며 엄청난 스트레스를 감당해야 했던 의료진들은 몰려드는 코로나 환자들로 인한 정신적 고통을 감내해야 했고, 이후 외상 후 스트레스 장애 등의 문제로 시달렸습니다.)

데이터의 가치가 아무리 엄청나도 어딘가에 묶어 쓸 수 없다면, 즉각각의 어플리케이션과 의료 체계 안에 제각기 머물러 있기만 한다면 당신의 건강 관리 경험은 제대로 바뀔 수 없을 것입니다. 누구나 자신의 건강 데이터를 소유할 수 있어야 하며, 그 데이터로 무엇을 할 것인지 스스로 결정할 수 있어야 합니다. 그러려면 법과 규정이 뒷받침되어야 합니다.

2010년 오바마 정부는 「환자보호 및 부담 적정 보험법(이른 바, 건강 보험 개혁법)」을 제정해 전자 의료 기록(Electronic Medical Record: EMR) 도입을 촉진하였고, 현재 미국 내 병원의 약 96퍼센트가 EMR을 사용하고 있습니다. 그러나, 이 시스템은 일차적으로 데이터의 수집과 체계화, 공유를 목적하기 보다는 단순히 의료비 청구 절차를 디지털화해 손쉽게 하기 위해 만들어졌습니다. 즉 의료 서비스에 사용되는 다른 여러 기술이 그렇듯 EMR도 기존에 하던 일의 효율을 높일 목적으로 만들어진 시스템입니다. 그 결과 현재 사용되는 EMR의 종류는 수십 가지이고, 그중 시스템 간에 제대로 호환이 되는 건 하나도 없습니다. 어느 한 시스템에 저장된 데이터를 다른 시스템과 쉽게 공유할 수도 없습니다. 이런 상황을 개선하기 위한 연방 규정이 새로 마련되었지만, EMR은 주로 사용하는 의사들조차 큰 불만을 토로할 만큼 불편한 시스템입니다. 이는 여러 면에서 좋지 않은 결과를 가져옵니다. 의사와 환자의 관계가 질적으로 저하되고 있고, 의무 기록 작성에 대한 의사의 업무 과중으로 인해 의료진들은 번아웃을 경험하고 있습니다.[3]

이제는 환자가 자신의 건강 데이터를 이용할 수 있도록 하는 새로운 규칙을 토대로 참신하게 접근할 필요가 있습니다. 드롭박스

---

3 "의사 자살률, 모든 직업을 통틀어 최고 수준", 폴린 앤더슨(Pauline Anderson)의 글. WebMD, 2018년 5월 8일.

(Dropbox)와 비슷하게 데이터를 활용하는 것도 한 가지 방법입니다. 개인의 건강 데이터는 그 사람의 것이어야 하며, 언제든 이용하고 추가할 수 있어야 합니다. 필요에 따라 의사나 가족과도 공유할 수 있어야 합니다. 치과의사가 자신의 수면 습관까지 알 필요는 없다고 판단하면 파일을 분리해서 필요한 것만 공유할 수 있어야 합니다. FHIR과 같은 새로운 표준 덕분에 유전체 데이터나 장내미생물 데이터, 혈액검사 결과, 몸에 착용한 기기로 수집되는 라이프로그(lifelog) 데이터들, 각종 분석 검사 결과, MRI와 같은 영상검사 결과, 약 처방 기록, 환자가 만난 모든 의사가 남긴 메모에 이르기까지 개인의 건강 데이터와 의료 데이터가 전부 한곳으로 모이도록 만들 수 있습니다. 지금은 병원을 바꾸면 원래 다니던 병원에 가서 자신의 의료 기록을 새로운 의사에게 보내 달라고 간청해야 합니다. (은행의 주거래 계좌를 바꾸고 싶을 때 기존 거래 은행의 지점장에게 면담을 신청하고 어렵게 만나 은행을 바꾸고 싶으니 허락해 달라고 부탁해야 한다면 어떨지 상상해 보십시오.) 자신의 의료 기록을 직접 관리할 수 있게 된다면, 이런 경우 비밀번호를 변경하거나 새로 만나는 의사가 기록에 접근할 수 있도록 링크를 제공하면 간단히 해결됩니다. 누가 기록을 봤는지 열람 내역을 전부 추적할 수 있는 기술이 있으므로, 누군가 무단으로 기록을 열면 기록 관리자가 반드시 알게 될 것입니다. (응급실에는 개개인의 건강 데이터가 담긴 '금고'를 열 수 있는 일종의 "마스터키" 소프트웨어를 구비해 놓을 수 있을 것입니다. 기록 저장소의 접근 내역을 추적할 수 있으므로 마스터키가 부적절하게 이용되지 않았는지도 확인할 수 있습니다.)

개인의 건강 데이터가 활용되는 이 모든 메커니즘이 생긴다면 어떤 변화가 생길까요?

건강지속(health assurance) 체계는 바로 이와 같은 변화의 촉매제가 될 것입니다. 병이 생기면 그때부터 치료하는 게 아니라, 상시적으로 그리고 선행적으로 관리해서 늘 건강하게 지낼 수 있게 될 것입니다. 이러한 메커니즘이 마련되면 인공지능이 개개인의 건강 데이터를 학습해서 파악한 건강 패턴을 전체적인 실제 건강 상태와 비교해 볼 수도 있다는 점도 큰 장점입니다.

스티븐이 운영하는 제퍼슨헬스에서 이와 같은 새로운 방식을 채택한다면 어떤 변화가 일어날지 생각해 봅시다.

일차 의료보다 한 단계 더 앞서서 제공되는 의료 서비스의 새로운 첫 단계는 기술과 사람의 개입이 합쳐진 서비스를 구독 형식으로 이용할 수 있습니다. 서비스 가입자는 정적인 데이터(DNA 등)와 실시간 데이터[애플워치 등으로 측정된 심장 박동 수, 스마트 반지인 오라링(Oura ring)으로 측정된 수면 패턴 등]를 모두 포함한 자신의 건강 데이터를 이용할 수 있습니다. 인공지능 알고리즘이 계속 작동하면서 사용자의 건강을 끊임없이 살펴 기본적인 건강 상태를 파악하고 건강 패턴을 관찰하면서 학습할 것입니다. 잠을 자지 않거나 체온이 상승하는 등 이례적인 상황이 감지되면 문자 메시지로 몇 가지 기초적인 질문이 전송되고, 사용자의 답변은 먼저 인공지능 봇으로 전달되며, 직장에서 중요한 결단을 내려야 하는 시기라 스트레스가 심해서 그런 것으로 확인되거나, 감기처럼 큰 문제는 아니라는 결론이 내려질 수도 있지만 이런 수준을 넘어 더 심각한 문제일 가능성이 의심되면 인공지능이 제퍼슨헬스의 담당 의사에게 정보를 보낼 것입니다. 의사의 시간을 잡아

먹던 데이터 처리 업무의 상당 부분을 인공지능이 맡게 될 것이며 의사는 환자와 충분한 시간 동안 여유롭게 대화를 나눌 수 있습니다. 먼저 영상 통화로 무슨 문제가 생겼는지 심층적으로 확인해 볼 수도 있습니다.

의료 서비스 구독자가 갑자기 옆구리에 통증이 생기는 등 몸에 이상이 느껴진다면 먼저 인공지능에게 문자 메시지를 보내거나 시리나 알렉사와 대화하듯 음성으로 자신의 상황을 전달할 수도 있습니다. 인공지능이 개인의 건강 데이터에 접근할 수 있으므로 간단한 분석 후 소염제를 두 알 복용해 보라거나 의사와 영상통화로 상담을 권유하거나 또는 얼른 응급실로 가라고 조언할 수 있습니다. 인공지능이 이런 식으로 진단하는 것을 벌써부터 염려하는 사람들을 위해 설명하자면, 인공지능은 예방 치료의 첫 단계로 환자 상태를 분류할 뿐이며 문제가 조금이라도 감지되면 의사에게 그 사실을 전달하는 역할만을 수행합니다. 간단한 일은 기술이 처리해서 인간이 더 복잡한 일을 처리할 시간을 더 많이 확보하는 것이 목표인 것입니다. (빅데이터 센터에서 이미 이와 비슷한 방식이 활용되고 있습니다. 인공지능은 시스템 이상 경고가 뜨면 문제를 파악해서 분류하는 법을 학습합니다. 이에 따라 소소한 문제는 자동화된 소프트웨어가 해결하고, 까다로운 문제는 전문가에게 전달하므로 전문가가 어려운 문제를 처리할 시간을 더 많아집니다.)

자동으로 수집할 수 있는 건강 관리 데이터는 사용자가 알아채지 못할 때도 항상 실시간으로 수집됩니다. 건강 데이터가 끊임없이 입력되고, 인공지능은 끊임없이 그 데이터를 학습합니다. 클라우드 저장소에 자신만의 주치의가 한 명씩 생기는 것과 같습니다. 여러 스타트업과 혁신적인 의료 체계에서는 이미 이 같은 경험을 제공하기 위해 노력하고 있습니다.

자, 이제 의사와 직접 만나고 싶다면? 시작부터 기존의 익숙한 방식과 전혀 다른 경험을 하게 될 것입니다. 우선 예약은 온라인으로 진행되며, 현재 작닥(ZocDoc: 개인의 증상, 상황이나, 보험, 거주 위치에 따라 진료를 받을 수 있도록 매칭 서비스를 제공하는 스타트업 -역주)과 같은 업체들이 제공하는 것과 비슷한 서비스가 등장할 것입니다. 의료기관에서는 예약한 환자에게 차량 서비스가 필요한지 묻고, 원하면 리프트(Lyft: 승차 공유 서비스 기업 -역주)나 앰불츠(Ambulnz: 미국 26개주와 영국에서 모바일 의료 서비스와 교통을 제공하는 기업 -역주) 같은 업체를 통해 차량이나 구급차를 보냅니다. 환자에게 보내는 차량에는 응급구조사가 동승하거나 필요에 따라 산소 탱크도 갖출 수 있습니다. 위험한 전염성 질환으로 추정되는 경우 환자가 최근에 만난 모든 사람에게 그러한 사실과 함께 주의사항이 조기에 전달됩니다.

진료 당일, 의사가 예약 시간을 지키지 못하게 되면 환자는 미리 통보받을 수 있습니다. 비행기를 탈 때 출발이 지연될 경우 미리 알려 주는 것과 같은 이치입니다. 환자는 기다림 없이 의사가 진료를 볼 수 있는 시각에 맞춰서 가면 됩니다. 하이패스 시대에 통행료를 직접 내려고 요금소에 차들이 길게 줄을 서서 기다리는 건 시간 낭비로 여겨지듯이, 병원 대기실은 시대 착오적인 발상으로 여겨질 것입니다. 대기실이 없어지면 정말 후련할 것입니다. 대기실은 병원에 온 감염 환자의 바이러스가 전파될 수 있는 위험한 공간이기도 하기 때문입니다.

의사와는 안락한 공간에서 만납니다. 각종 종이와 서류가 널려 있는 검진 테이블 위에 앉지 않아도 됩니다. 의사가 확인해 줬으면 하거나 장기간 몸의 특정 상태를 지켜보는 중이라 꼭 필요한 경우가 아니라면 옷을 반드시 벗을 필요가 없습니다. 의사는 환자의 데이터를 전부 숙지하고 있고, 환자와 대면하기 전에 환자 데이터가 모두 의사에게 전달되므로 진료실에서 새로 수집할 데이터는 없을 것입니다.

의사는 데이터를 얻기 위해서가 아니라 '대화'를 하기 위해 환자와 만날 것입니다. 여기에서 실력이 좋은 의사는 코치나 탐정의 역할을 합니다. 컨디션이 좋아질 수 있도록, 또는 더 생산적으로 생활하거나 테니스를 더 잘 칠 수 있도록 의사가 도와줄 것입니다. 건강에 이상이 있으면 충분히 시간을 들여서 자세히 살펴보고 진단할 수 있습니다. 건강이 양호하다면 매년 건강 목표를 함께 정하겠지요. 대학 동창회 전에 체중을 좀 줄이고 싶은지? 마라톤 경기에 나갈 수 있도록 훈련을 받을 계획인지? 잠을 통 못 자는 경우에는 이유를 찾아볼 것입니다. 의사는 원하는 목표를 달성하려면 계획을 어떻게 세워야 하는지 환자의 데이터를 바탕으로 알려 줍니다. 또한 그 목표를 향해 잘 나아가고 있는지 스스로 점검해 볼 수 있는 객관적인 기준점을 잡아줍니다. 이처럼 의사는 온라인으로 수집되는 여러 건강정보와 환자의 실제 몸 상태, 정신 상태가 모이는 접점이 될 것입니다.

그 외에 또 어떤 변화가 생길까요? 약이 필요한 경우를 생각해 봅시다. 앞서 언급된 모든 데이터가 확보되면, 환자마다 부작용 없이 효과를 얻을 수 있는 약을 정확하게 파악해서 처방할 확률이 훨씬 높아집니다. 처방전을 들고 약국에 갈 필요도 없습니다. 처방받은 당일에 약이 집까지 배송될 것이고, 나중에는 드론이나 자율주행 기능을 갖춘

소형로봇이 배송을 담당하게 될 것입니다.

환자가 병원이나 응급실을 빈번히 드나드는 주된 원인 중 하나는 약을 제대로 챙겨 먹지 않는 것입니다. 머지않아, 약마다 먹으면 소화되는 초소형 칩이 내장되어 환자가 약을 잘 먹고 있는지 어플리케이션으로 확인할 수 있게 될 것입니다. 더 이상 공상과학 소설에나 나올 법한 이야기가 아닙니다. 프로테우스 디지털 헬스(Proteus Digital Health: 소화 가능한 센서 개발, 약물 복용의 순응도를 평가하는 스타트업 -역주)와 같은 업체들이 이미 이러한 사업에 뛰어들었습니다.

그럼 이러한 새로운 형태의 건강 관리 비용을 어떻게 지불하게 될까요? 우리에게 친숙한 건강 보험을 통해 지불되지는 않을 것입니다. 나중에 다시 설명하겠지만, 현재의 건강 보험 은 보험이라는 이름이 무색할 만큼 제 기능을 못 하는 상황이며, 의료비 지불 체계가 왜곡되고 가혹할 뿐만 아니라 아무 쓸모없는 제도라는 사실은 코로나 사태로 이미 입증되었습니다. 새로운 의료 체계는 구독 서비스와 비슷한 구조로 운영될 것입니다. 전체 진료 과정의 상당 부분이 소프트웨어로 자동화되면 비용은 합리적인 수준이 될 것이고, 우리가 이용하는 다양한 서비스처럼 제공되는 서비스에 따라 가격을 여러 단계로 나눌 수도 있을 것입니다. 가장 기본적인 버전은 재산이 거의 없는 저소득층도 충분히 지불할 수 있는 가격으로 효과적인 서비스를 제공하고, 경제적으로 여유가 있는 사람은 다양한 서비스가 제공되는 프리미엄 버전을 구독할 수 있도록 구성될 것입니다. 구체적인 사업모형은 기업가와 건강지속(health assurance) 업계, 정책 담당자들이 함께 수립하게 됩니다.

건강지속(health assurance) 체계의 가장 중요한 특징 중 하나는 가격이 정확하게 명시된다는 점입니다. 의사의 진료와 약 처방, 분석 검사, 온라인 의료 서비스, 의료기기, 치료 가격도 다른 산업의 모든 것처럼 투명해질 것입니다. 당연한 일이지만, 현재 의료 서비스의 가격 부과 방식은 전혀 투명하지 않습니다. 또한 건강지속(health assurance) 체계에서는 에어비앤비나 아마존처럼 사용자가 서비스와 상품의 모든 것을 평가하고 후기를 남길 수 있게 될 것입니다. 예를 들어 고혈압 약을 처방받아야 하는 사람은 가장 저렴한 판매처를 찾을 수 있고, 무릎 인공관절 삽입술을 받아야 하는 사람은 전 세계 의료기관의 서비스와 가격을 비교해 보고 비용과 다른 환자들의 평가, 후기, 다양한 특징, 치료기간과 같은 세부정보, 다른 환자들의 예후를 참고해서 어느 병원에서 수술을 받을지 결정할 수 있게 될 것입니다.

현재의 "건강 보험"은 정말로 보험이라는 이름에 적합한 기능, 즉 위험에 대비하는 역할을 하게 될 것입니다. 숲에서 스키를 타다가 다쳤을 때나 다발성 경화증 진단을 받았을 때와 같은 건강 문제가 보장 범위에 포함되고, 평상시 건강을 관리하는 서비스는 제외될 것입니다. 더 이상 포함되지 않는 것이 보험의 논리에 맞기도 합니다.

상시적으로 가동될 새로운 건강 관리 방식에 관해서 한 가지 강조할 사항이 있습니다. 획일적인 모형으로 모든 걸 해결하려고 하면 안 된다는 것입니다. 생애 각 시기에 따라 소비자를 세분해서 각각에 맞는 맞춤형 서비스가 제공되어야 할 것입니다. 건강한 20대 소비자에게는 일반의를 중심으로 전반적인 건강을 관리하는 의료 서비스를 제공하고, 출산 계획이 있는 30대 중반 여성에게는 임신부터 출산의 과정을 도와줄 산부인과 전문의와 간호사들을 중심으로 한 서비스를 제공할 수 있어야 합니다. 만성질환 진단을 받은 노인도 마찬가지로 그런 상황에 맞게 의료 서비스의 방향이 조정되어야 합니다. 인공지능과 의료 데이터를 활용하면 개개인에게 알맞으면서 수익성도 있는 서비스를 제공할 수 있습니다. 의료 체계가 자신의 고유한 건강 상태를 중심에 놓고 서비스를 제공한다는 느낌을 모두가 받게 된다면, 그때야말로 새로운 의료 체계에 대한 모든 이의 공감대가 형성되었다고 할 수 있을 것입니다.

이와 같은 건강지속(health assurance) 원칙을 실현할 수 있는 혁신을 만들어 낼 업체들이 계속 등장하고 있습니다. 이러한 변화를 깨운 힘은 이제 기득권이나 기존의 통념으로 막을 수 없을 만큼 너무 커져 버렸습니다.

* * *

의료 산업의 새로운 사업 기회를 찾고자 하는 기업가나 혁신가라면, 의료 체계에서 "사용자 경험"이 어떻게 지금과 같은 형태가 되었는지, 그리고 현재의 형태가 왜 부적절한지를 알면 도움이 될 것입니다.

잘해 보려는 사람이 많이 있었을 터인데도 어떻게 업계 전반의 사용자 만족도가 이만큼 나빠질 수 있었을까요?

1960년대 이전까지 미국에서 의료를 산업으로 여긴 사람은 거의 없었습니다. 의료는 일종의 특수한 기술이었습니다. 의사는 대부분 개별적으로 일했고 왕진을 다니는 경우가 많았습니다. '주치의'라 불리는 의사는 환자와 어릴 때부터 어른이 된 이후까지 쭉 알고 지냈습니다. 의사가 환자를 적절히 치료하고 환자에게 충분히 공감할 만큼 서로 잘 아는 사이인 경우가 많았고, 의사와 환자의 관계는 돈독했습니다. 의료 서비스는 대체로 지금보다 훨씬 단순했습니다. 아프면 의사를 부르거나 위급한 문제가 생기면 병원에 찾아갈 뿐 그 외에는 의사와 만날 일이 거의 없었습니다.

그러나 인구의 구성이 급격히 달라지면서 변화가 시작되었습니다. 1970년대, 베이비붐 세대가 성인이 되어 그들의 자녀들이 새로운 세대를 형성했습니다. 동시에 평균 수명이 늘어나 노인 인구가 점차 늘어났습니다. 갓 태어난 아기들부터 노인에 이르기까지 엄청난 사람들이 의료 서비스의 수요로 자리매김하게 된 것입니다. 그 결과 서비스의 가격이 오르게 되었고 수요에 따른 품귀현상이 생깁니다. 더 많은 사람에게 합리적인 가격으로 의료 서비스를 제공하면서 이윤도 남기려면 대량생산 방식으로 바뀌어야 했습니다. 규모를 키워서 수익을 높여야 할 필요성이 생긴 것입니다. 다른 모든 산업이 그렇듯 의료에서도 똑같은 것을 찍어내서 많은 사람들에게 공급하는 것이 규모의 경제가 적용되기 시작합니다.

이에 따라 의료기관의 합병이 늘고 병원 경영의 표준화 문제에 봉착합니다. 동시에 효율을 높이고 비용을 더 줄여야 한다는 압박이 생깁니다. 의료 서비스는 이렇게 하나의 산업이 되었습니다. 1990년대부터 본격적으로 시작된 대형 병원들의 합병은 2000년대에 들어 더욱 가속화됩니다.[4] 하버드대학교의 한 보고서에 따르면 2007년부터 2012년까지 미국에서는 835개 병원에서 432건의 합병이 이루어졌습니다. 전체 진료 중 특정 병원에 소속된 의사가 제공한 진료의 비율은 2004년에 24퍼센트 수준에서 2011년에는 49퍼센트로 늘어났습니다. 2010년대 중반에는 전체 병원의 37퍼센트가 전문 요양시설을 갖추었고 62퍼센트는 호스피스 서비스를 제공했습니다. 생활지원 서비스를 제공하는 병원도 15퍼센트로 집계되었습니다. (제퍼슨헬스도 이런 추세에 따라 5년간 총 6번 합병했습니다.) 병원만 규모를 늘었지만 통합에 힘쓴 건 아니었습니다. 익스프레스 스크립츠(Express Scripts)는 2010년대에 보험 약제비를 관리하는 거대 기업으로 성장하여 연간 13억 건이 넘는 청구를 처리하고 있습니다. 랩콥(Labcorp)과 퀘스트 진단(Quest Diagnostics)은 검진 산업의 거목으로 급성장했습니다. 의료 서비스를 발전시킨 새로운 기술들, 특히 MRI 장비와 로봇 수술 등 그간 발명된 여러 놀라운 기술들은 의료 서비스의 가격을 높이고, 마진을 늘리는 좋은 핑곗거리가 되었습니다.

의료 서비스를 받는 사람 관점에서, 이러한 변화는 전혀 달갑지 않았습니다. 서비스 규모를 대폭 늘리려는 노력으로 사용자의 경험은 나빠졌고 의료진의 공감은 사라졌습니다. 의료 서비스를 최대한 표준화한다는 이유로 의료 현장의 실무자들은 환자 한 명 한 명을 개인으로 대하고 치료하는 대신 자신들이 만든 절차에 모든 환자가 맞추도록 강

---

4   헤먼트 타네자와 케빈 매이니의 책《언스케일: 앞으로 100년을 지배할 탈규모의 경제학(Unscaled: How AI and a New Generation of Upstarts are Creating the Economy of the Future)》(PublicAffairs, 2018)에 자세히 나와 있다.

요했습니다. 또한 효율성을 높이려고 의사가 환자와 만날 수 있는 시간을 엄격히 제한했고, 대기실은 의사의 진료 시간이 단 1초도 허비되지 않도록 대기 환자로 꽉 채워졌습니다. 효과가 가장 좋은 약은 사람마다 다른 데도 제약업계는 대다수가 효과를 얻을 가능성이 큰 약을 개발하는 데 투자했습니다. 병원은 획일적이고, 경직되고, 인간미 없는 곳이 되었습니다. 그게 다양하고, 유연하고, 개개인에게 맞추는 방식보다 비용 대비 효율성이 우수했기 때문입니다.

사용자 경험을 불만족스럽게 만든 다른 요인도 있습니다. 바로 의료 서비스의 모든 비용을 지불하는 보험의 등장이었습니다. 이 일은 일종의 역사적인 사고에 가깝습니다.[5] 1920년대에는 의학이 정교하지 않고 도움이 안 되는 경우도 많아서 사람들은 대부분 의학의 도움을 받지 않으려고 했습니다. 댈러스의 베일러 대학병원에서 일하던 한 직원은 지역 주민들이 의료보다 화장품에 쓰는 돈이 더 많다는 사실을 알게 됐고, 병원에 더 많은 고객을 확보하기 위해 교사들을 대상으로 한 일종의 구독 서비스를 만들었습니다. 한 달에 50센트를 내면 병원을 언제든 이용할 수 있는 서비스였습니다. 몇 년 후 대공황이 찾아와 미국 전역에서 병원 수익이 곤두박질치자, 베일러 대학병원의 이러한 방식을 채택하는 병원이 늘어났습니다. 의료비를 이 같은 방식으로 지불하는 보험 상품은 지역과 상관없이 '블루크로스(Blue Cross)'로 불렸습니다.

블루크로스가 어느 정도 성공을 거두었을 때 전쟁이 전 세계를 집어

5 "미국 건강 체계를 만든 사고의 역사", 알렉스 블룸버그와 애덤 데이비드슨의 글. NPR. com, 2009년 10월 22일.

삼켰습니다. 미국 정부는 제2차 세계대전 동안 가격과 임금을 통제하기 시작하였습니다. 전쟁 물자 생산에 박차를 가해야 하는 공장들은 유능한 인력을 확보해야 했는데, 임금은 동결된 상황이라 경쟁력을 높이는 수단으로 직원에게 제공하는 혜택을 늘리기 시작했습니다. 블루크로스나 뒤따라 생겨난 비슷한 보험을 직원에게 제공하고 보험료는 고용주가 부담하는 업체들이 생겼고, 1943년에 미국 정부는 이 같은 복리 후생에는 세금을 면제하기로 결정했습니다. 전쟁이 끝나고 미국 경제가 폭발적으로 성장하자 유능한 인재를 서로 차지하려는 경쟁은 더욱 심화되어 의료 혜택을 제공하지 않는 사업장은 밀려날 위기에 처했습니다. 1952년에는 미국 국내총생산(GDP)이 2년 만에 8퍼센트 이상 성장하고 실업률은 2.7퍼센트로 떨어졌습니다. 이러한 상황이 복합적으로 맞물려, 국민 대다수가 의료 혜택이 제공되는 회사에서 일하게 되자 정부는 의료 서비스에 대해서는 손을 놓게 됩니다. 민간 사업장이 의료 서비스를 도맡고 있으니, 다른 선진국들처럼 국가 차원의 의료 체계를 수립할 필요가 없었던 것입니다. 사업장이 부담하는 의료 혜택을 받는 인구는 1940년에 9퍼센트 정도였지만 1960년대가 되자 70퍼센트로 늘어났습니다. (2019년 말에 미국은 건강 보험 위기를 겪게 되는데, 이처럼 사업장이 부담하는 보험 혜택을 받는 인구가 55.7 퍼센트로 감소했기 때문입니다. 대기업의 직원 혜택 축소, 실업률 상승, 직원의 건강 보험까지 부담할 여유가 없는 소규모 업체에서 일하는 인구가 증가하면서 생긴 결과였습니다. 코로나 사태로 강제 휴직자와 문 닫는 사업장이 늘어나면서 건강 보험 가입자는 더 대폭 감소했습니다.)

의료 혜택의 확대와 의학의 대대적인 발전은 20세기 중반까지 큰 결실을 낳았습니다. 인구 전체가 더 건강해지고 수명도 길어졌습니다. 소아마비, 천연두, 홍역은 거의 사라졌습니다. 하지만 1960-1970년대부터 베이비붐 세대가 중심이 된 인구 구조의 변화는 의료 체계와 보험업계에 모두 성장과 표준화의 불씨를 당겼고 가능한 많은 사람에게 서비스를 제공해야 하는 과제에 직면하게 됩니다. 경제적인 이유가 의료 서비스의 대량 생산을 부추긴 셈입니다. 병원은 결국 공장이 되었습니다. 환자들은 비인간적이고 실망스러운 서비스를 경험하면서도 갈수록 더 많은 비용을 지불해야 했습니다. 만약 다른 산업에서 이런 일이 일어났다면 소비자들은 큰 소리로 불평하고 그런 형편없는 서비스에는 돈을 쓰지 말자고, 더 나은 서비스를 제공하는 곳으로 가자고 한 목소리로 이야기했을 것입니다. 하지만 의료 서비스는 소비자가 돈을 직접 지불하는 게 아니라 혜택이라는 이름으로 의료비가 지불되므로 아무 말도 하지 않거나 별로 신경 쓰지 않았습니다. 정부와 소비자 어느 쪽도 의료 산업을 규제하거나. 대부분의 다른 산업이 제공하는 서비스와 같은 방식으로 운영되도록 힘써야 한다는 생각을 하지 않았습니다. 이런 상황에서, 의료계는 홀로 딴 세상에 존재하는 서비스처럼 가격을 대폭 높이고 소비자에게는 최악의 경험을 제공했습니다. 가장 터무니없는 사실은 사람들이 많이 아플수록 더 많은 돈을 벌어들이는 체계로 변모했다는 것입니다.

현재의 의료 체계는 불가피한 제도가 아니라 사고로 생긴 결과입니다. 그렇기 때문에 되돌려서 새로 만들 수 있습니다.

최근에 시작된 탈규모화의 흐름을 읽고 목표를 분명하게 정한 기업들은 개개인에게 만족스러운 경험을 제공하면서도 수익을 얻고 있습니다. 과거에는 엄청난 돈을 지불해야 받을 수 있었던 서비스를 일상적인 서비스로 만든 업체들도 많습니다. 택시비보다 저렴한 가격으로 운전사가 딸린 차량을 이용할 수 있는 우버도 탈규모화의 예시 중 하나입니다. 넷플릭스(Netflix)도 마찬가지로, 영화표 한 장 가격보다 저렴한 금액으로 각자 좋아하는 영화를 볼 수 있습니다. 의료 서비스에도 이러한 탈규모화의 흐름이 다가오고 있습니다. 지난 세기에 등장한 규모의 경제는 사라지고, 소비자가 과거에 알던 의료 서비스와는 다르게 개인 맞춤형 서비스를 손쉽게 경험하는 새로운 시대가 시작될 것입니다.

어떤 산업이든 탈규모화가 시작되면 엄청난 혁신이 일어나고 새로운 업체들이 생겨납니다. 이제는 의료 서비스의 차례입니다.

* * *

리봉고는 의료 서비스도 탈규모화를 통해 건강지속(health assurance) 체계로 바뀔 수 있음을 보여 준 초기 모형의 좋은 예시입니다. 또한 리봉고 사례를 통해 건강지속(health assurance) 체계가 사회 전체 의료 산업의 기반 구조가 코로나 이전에 비해 상상하지도 못한 방식으로 변화할 것을 확신합니다. 더 우수한 유연성과 회복력을 갖춘 체계가 현실이 될 것입니다.

앞서 우리는 건강지속(health assurance) 체계가 확립되면 대체로 건강한 사람이 어떤 경험을 하게 될지 설명했습니다. 그러나 만성질환을 앓는 수백만 명의 환자들이 생각하는 의료 서비스는 건강한 사람들이 생각하는 것과는 큰 차이가 있습니다. 의료 서비스에 걸린 생사의 무게도 훨씬 크고, 전체 의료비에서 이러한 환자들이 지불하는 돈의 비중이 훨씬 더 클 것입니다. 그럼 건강지속(health assurance) 체계에서 만성질환 환자들은 어떤 경험을 하게 될까요?

헤먼트와 글렌 툴먼은 2014년에 당뇨병 환자의 질병 관리를 돕기 위해 리봉고를 설립했습니다. 당시 당뇨병 치료 분야에서 혁혁한 발전이 있었지만, 환자는 여전히 자신의 병을 계속 신경 쓰면서 생활할 수밖에 없었습니다. 당시 리봉고의 설립 목표는 이와 반대로 환자가 자신의 병을 되도록 덜 신경 쓰고 지낼 수 있도록 만들겠다는 것이었습니다. 규모의 경제가 지배해 온 의료 보건 산업에서는 당뇨병 치료도 표준화의 대상이었습니다. 이로 인해 제1형과 제2형 할 것 없이, 당뇨 환자들은 거의 비슷한 치료를 받았습니다. 의사와는 어쩌다 한 번 만나고, 상태가 갑자기 나빠져서 응급실을 찾는 경우도 빈번했습니다. 리봉고는 당뇨병은 환자마다 상태가 다르므로 먼저 '개개인'의 질병 상태를 파악하고 환자 개인의 특징에 맞게 병을 관리하도록 돕는다는 것을 원칙으로 정했습니다.

제퍼슨헬스는 리봉고의 이러한 방식을 도입해 보기로 했습니다. 제퍼슨헬스가 운영하는 병원을 찾아온 모든 당뇨병 환자에게 혈당과 걸음 수(운동량을 추적하기 위해)를 측정하는 작은 휴대용 장치가 제공하였습니다. 이 장치는 클라우드 정보저장 공간과 연동되어 있어서 수집되는 정보는 클라우드로 전송되고 그곳에서 다시 리봉고의 소프트웨어로 전달되었습니다. 환자가 혈당을 측정하면 장치 데이터가 리봉고로 전송되어 인공지능이 각 환자의 패턴을 인식하였습니다.

당뇨병 치료의 모형을 그대로 두고 효율을 높이는 것이 기존의 방식이었다면, 리봉고는 새로운 관리 방법을 만들었습니다. 의사가 할 일을 대신하는 기술이 아니라, 환자가 스스로 병을 적절히 관리해서 의사와 만나거나 응급실을 찾을 일은 거의 없도록 만드는 것입니다. 환자가 평소에 자신의 병을 늘 신경 써야 하는 부담도 덜어 줄 수 있습니다. 제퍼슨헬스는 이 같은 리봉고의 방식대로 당뇨병을 관리하는 환자들이 기존 방식으로 치료받는 환자들보다 만족도가 크다는 사실을 확인할 수 있었습니다. 스티븐은 이 일을 계기로 의료 서비스의 기반 구조에 종전과 달리 규모를 줄이는 새로운 방식이 도입되면 막강한 힘이 발휘된다는 사실을 알게 되었습니다. 아하! 깨달음의 순간이었습니다.

코로나 위기가 최악으로 치닫던 시기에 리봉고 서비스를 이용하는 환자들은 어떻게 지냈을까요? 병원마다 코로나 환자로 넘쳤기 때문에 일반 환자들이 병원 진료받기가 어려워졌고, 병원에 찾아가는 것 자체가 위험한 일이 되었던 때였습니다. 그러나, 리봉고 사용자들은 이미 스스로 병을 관리하는 방식에 크게 의존해서 생활해 왔으므로, 병원 진료 횟수가 줄어도 알아서 증상을 관리할 수 있었습니다. 그만큼 병원에서는 급히 도움이 필요한 사람들의 생명을 구할 수 있었을 것입니다. 리봉고의 원격 의료 서비스로 인해 병원은 당뇨병 치료 대신 중증 코로나 환자 치료에 더 주력할 수 있었을 것입니다. 의료 서비스가 제공되는 물리적 제약을 넘어서 더욱 유연하게 활용되도록 힘을 보탰다고 할 수 있겠습니다.

리봉고는 이와 같은 의료 서비스를 "건강신호 응용 서비스"라 명명하였고, 고혈압과 당뇨 같은 다른 만성질환 환자들에게도 확장할 계획입니다. 이는 환자 개개인의 상태를 중심으로 치료 방식을 체계화하는 올바른 방식입니다. (현재 제퍼슨과 스티븐은 다른 질병에 이 모형을 적용하고자 하는 한 업체를 지원하고 있습니다. 기술 기업과 전통적인 의료 보건 생태계가 사업 초기 단계부터 협업할 수 있음을 보여 주는 좋은 사례입니다.)

건강지속(health assurance) 체계에서는 리봉고와 같은 업체가 더 많이 나올 수 있을 것입니다. 리봉고의 사업은 미국의 당뇨병 환자 3,000만 명을 대상으로 하지만, 우울증과 발기부전, 중독, 고위험 임신을 비롯한 모든 질병을 이와 같은 방식으로 관리할 수 있습니다. 의료 산업에서 참신한 사용자 경험을 제공하기 위해서는 리봉고의 경우처럼 기술 기업가와 의료 분야의 리더, 혁신가가 모두 힘을 합쳐야 합니다. 함께 머리를 맞대고 의료 서비스가 대량생산 모형에서 벗어나 탈규모화된 개인 맞춤형 모형을 따를 수 있는 방법을 고심하고 새로운 기회를 만들어야 합니다.

현재 상황을 종합하면, 의료 서비스 산업도 비인간적이고 실망스러운 경험 대신 소비자가 만족할 만한 경험을 얼마든지 제공할 수 있음을 알 수 있습니다.

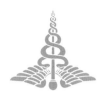

3

의료 서비스를
어떻게 쇄신할 수 있을까

건강지속(health assurance) 체계를 구축하는 일은 역사상 가장 큰 사업 기회가 될 것입니다. 수조 달러 규모의 세계적인 산업이 새롭게 만들어지는 일이 향후 얼마나 있겠습니까?

향후 10년간 의료 보건 분야에 종사하는 모든 의료진은 20세기 중반에 일어난 교통 수단의 변화, 즉 말과 기차가 자동차로 바뀌고 다시 비행기로 바뀐 시대와 비슷한 체험을 하게 될 것입니다. 자동차와 비행기뿐만 아니라 공항, 항공사, 도로, 주유소, 라디오, 고속도로 주변 숙박업소, 패스트푸드 음식점, 교외 지역 등 대규모 기반시설까지 기업가와 혁신가들 손에서 새로이 개발되었습니다. 어떤 새로운 제품과 서비스가 생겨날 수 있는지 전부를 예상할 수 있었던 사람은 아무도 없었습니다. 이 변화로 제너럴 모터스와 보잉, 맥도날드 같은 새로운 거대 기업이 탄생했고 새로운 부가 창출되었습니다.

건강지속(health assurance) 체계의 등장도 그에 못지 않게 거대하고 흥미진진할 것으로 예상됩니다. 의료 산업에 종사하는 모두가 '아프면 치료하는' 기존 방식 대신 소비자를 먼저 생각하고 과거 어느 때보다 환자를 더 잘 보살피는 방식으로 변모할 것입니다.

의료 분야의 리더들은 이 변화를 수용하고 더 촉진되도록 힘을 보탤 수 있습니다. 다른 수많은 산업계가 경험했듯이 첨단 기술을 바탕으로 시스템 속을 깊게 도려내서 기존의 것들을 망가뜨리는 위험을 감수해야 할 수도 있습니다. 아마존이 처음 등장했을 때 미국의 시어스(Sears) 같은 전통적인 소매점들이 직면한 갈림길이 전통적인 의료 서비스 산업 앞에도 나타날 것입니다. 즉 변화에 동참하거나 스스로 점점 도태되는 과정을 지켜봐야 할 것입니다.

앞서 설명했듯이 의료 보건 체계에서는 비용을 절감하고 어떻게든 수익을 내기 위해 규모를 키우고 합병을 시도했습니다. 하지만 환자 치료는 수십 년간 해 온 대로 똑같이 하면서 사업을 유지하려고 했습니다. 하지만 2020년대 지금, 규모를 키우는 것이 더 이상 올바른 해답이 아님을 깨달았습니다. 규모를 키우면 소비자의 경험은 더 끔찍하게 나빠질 뿐이었습니다.

현행 의료 체계가 소비자에게 너무나 불리하다는 사실을 보여 주고 앞으로 어떻게 바뀌어야 하는지를 알 수 있는 한 가지 명확한 근거가 있습니다. 현행 의료 체계의 소비자는 의학적인 도움이 필요해서 찾아오는 환자가 아닌 의료비를 내는 사람, 즉 보험 회사라는 사실입니다. 의사나 병원이 환자에게 만족스러운 의료 서비스를 제공하더라도 보험 회사가 그 서비스에 의료비 지불을 거부할 수 있습니다. 보험 회사가 바라는 건 돈을 최대한 덜 내는 것일 것입니다. 아주 간단한 계산입니다. 보험 회사는 보험에 가입한 사업장이나 개인으로부터 자신들이 내는 의료비보다 더 많은 돈을 벌려고 합니다. (심지어 이 비율을 가리키는 '의료손해율'이라는 용어가 따로 있을 정도입니다.) 이런 체계에서는 가장 중요한 소비자인 환자에게 최선을 다해야겠다는 경제적인 동기가 누구에게도 생기지 않습니다.

이 해묵은 체계에서 의료기관은 보험 회사가 의료비를 지불하는 치료만 하려고 하고, 보험 회사는 병원에 지불할 돈을 최대한 줄이려고 합니다. 이 같은 구조에서는 누구도 정작 치료가 필요한 환자에게 무엇이 최선인지 제대로 고민하지 않습니다.

현행 의료 체계에서 보험 회사는 대체로 치료의 결과와 상관없이 치료 절차마다 돈을 지불하게 됩니다. 그래서 의료 서비스를 제공하는 주체는 검사나 검진, 수술을 더 많이 하려고 하고 그게 소비자에게 최선인지는 고려하지 않습니다. 실수가 많고 실패한 치료를 무마하려고 수술을 더 많이 하는 외과의사가 늘 단번에 정확히 치료하는 외과의사보다 돈을 더 많이 버는 구조입니다. 보험 회사가 치료 절차마다 돈을 지불하기 때문입니다. 보상이 엉뚱하게 주어지는 이런 거꾸로 된 방식은 일부 개선되긴 했지만 시장을 움직이는 동력은 여전히 왜곡된 상태입니다. 다른 대부분의 산업에서는 실수하면 퇴출되지만, 의료 산업에서는 결과가 형편없어도 돈을 버는 사람이 많습니다.

소비자가 자신이 받을 치료를 잘 선택하려면 가격을 분명하게 아는 것이 기본일 것입니다. 하지만 지금과 같은 의료 체계에서는 가격을 알고 치료를 선택하는 경우는 거의 없습니다. 보험 회사는 의료 서비스 제공자와 가격을 협상하지 가격 정보는 공개하지 않습니다. 의료기관들이 보험 회사에 왜 지불하는 의료비가 다른 기관과 다르냐고 따지는 상황을 피하려고 하기 때문입니다. 보험 회사가 의료기관이 청구하는 건에 따라 어떤 건 거절하고 어떤 건 일부만 내려고 하므로, 의료기관은 이를 예상하고 청구액을 부풀리는 경우가 허다합니다. 소비자는 의료 서비스 비용을 사실상 거의 알지 못하는 것입니다.

정부의 규제도 병원의 재정을 보호하고 가격을 인위적으로 높일 수 있도록 내버려 두는 실정입니다. 온라인 상담이나 원격 의료 등 건강에 사소한 문제를 해결할 수 있는 방법이 존재함에도 응급실을 찾으면 병원은 10배에서 20배 더 많은 수익을 올릴 수 있기 때문입니다.

미국의 의료 서비스 체계가 얼마나 복잡하고 뒤얽혀 있는지, 소비자가 충분한 정보를 토대로 의료 서비스를 선택하지 못하는지에 대해서는 이미 많은 책에서 다루어졌습니다.[6] 그 외 대부분의 산업들은 어떻게든 소비자의 마음에 들기 위해 노력합니다. 최상의 가격으로 최상의 경험을 제공하려고 애씁니다. 그렇게 하지 않으면 사람들이 다른 데로 가 버리기 때문입니다. 이것이 시장이 형성되고 움직이는 메커니즘이지만, 의료 산업에서는 이러한 원리가 전혀 적용되지 않습니다.

소비자에게 전혀 친절하지 않은 이와 같은 상황이 낳은 한 가지 결과는, 의료 산업이 정치인들의 단골메뉴가 되었다는 것입니다. 우익, 좌익 할 것 없이 모든 정치인이 의료 산업은 지나치게 비대하며 아무 쓸모가 없고, 너무 비싸고, 비밀이 많고, 독점적이라고 지적합니다. 코

---

6 우리가 추천하는 책은 데이비드 골드힐(David Goldhill)의 《재난이 된 치료: 의료 서비스에 관해 우리가 안다고 생각하는 것들이 전부 잘못된 이유(Catastrophic Care: Why Everything We Think We Know about Health Care Is Wrong)》(Vintage Publishing, 2013)다.

로나 사태 이후에는 정치계도 의료 서비스를 개선해야 한다는 압박을 더 심하게 느끼고 있습니다. 의료계가 자체적으로 쇄신하지 않는다면 새로운 보건정책이 등장해서 그렇지 않아도 나쁜 상황이 더 나빠질 수도 있습니다.

의료 서비스를 제공하는 기관을 포함하여 의료진, 의료기관의 직원들, 보험 회사, 정부, 환자에 이르기까지 의료 산업에 실망한 모두가 변화를 압박하고 있지만, 복잡한 의료 생태계의 다른 구성원들을 맹비난하고 비용을 다른 구성원에게 떠넘기려는 시도에 급급합니다. 의료 서비스 분석가인 폴 켁클리(Paul Keckley)가 발행하는 업계 소식지에는 이런 상황을 다음과 같이 묘사하였습니다. "의료 서비스 가격을 적정 수준으로 만들고 싶다면서 다들 방어 태세로 서로에게 총을 쏴댄다. 내전이 벌어진 것이다. 저마다 자신들이 비용을 줄이고 가격 투명성을 높이려고 얼마나 애써 왔는지 역설한다. 다들 상대방이 돈을 낭비하고 부정 수익을 올린다고 고발한다. 자신들을 향한 비난에는 여러 복잡한 이유를 들며 반박한다. 그중에는 타당한 내용도 있지만 그렇지 않은 것도 있다. 이게 현 상황이다. 다들 자기 이익만 지키려고 한다."[7]

코로나 사태 이후, 미국에 보험 혜택을 받지 못하는 인구와 실업자가 대공황 이후 가장 큰 규모에 이를 것으로 전망되는데, 그렇게 되면 '누가 비난받아 마땅한가'를 따지는 현행 의료 체계의 이 같은 갈등 구조는 더욱 극심해질 것입니다. 동시에 보험 회사와 의료기관, 의료 보험 납부자는 손실을 메울 방법을 찾을 것이고, 가장 손쉬운 방법으로

---

7 "의료 서비스의 가격 적정성: 두 가지 시급한 문제", 〈케클리 보고서〉, 2019년 8월 5일. https://www.paulkeckley.com/the-keckley-report/2019/8/5/heal the are-affordability-the-two-urgent-imperatives

'아프면 치료받는' 현 체계를 더욱 강화하는 쪽을 택하려고 할 것입니다. 소비자와 산업계 리더들, 정책 입안자들이 현명함을 발휘한다면 이런 방식을 더 이상 용인하지 않고 새로운 의료 체계로 바꾸는 노력을 가속화할 수 있을 것입니다.

보상이 엉뚱한 방향으로 주어지는 의료 체계의 문제점이 드러나면서 건강 보험을 건강지속(health assurance) 시스템으로 바꿀 수 있는 기회가 생겼습니다. 2019년 말까지만 해도 다들 의료 체계는 너무 거대하고 복잡한데다 규제가 엄격해서 절대로 단시간에 변화할 수 없다고 보았습니다. 우버와 택시의 위치가 몇 년 만에 바뀐 것과 같은 "분열"이 의료 체계에서는 일어날 리 없다고들 생각했습니다. 그러나 코로나 사태 이후에는 아무것도 장담할 수 없게 되었습니다. 모든 예측이 빗나가고 있습니다.

의료계 리더들과 종사자들은 지금 내부 싸움과 정치계가 내놓는 형편없는 해결책, 의료비가 소비자를 내쫓고 의료 체계 전체가 서서히 붕괴되는 상황 속에서 악전고투를 벌이고 있을 것입니다. 이 상황을 기회로 붙들고 소비자가 중심이 되는 건강지속(health assurance) 산업이 자리잡을 수 있도록 노력한다면, 단 기간에 비약적인 발전을 이룰 수 있을 것입니다.

* * *

의료 산업계 내에서도 현명한 사람들은 환자가 중심이 되어야 한다는 사실을 오래전부터 잘 알고 있었습니다. 연구 보고서나 이사회 회의, 업계 콘퍼런스에서도 이 주제가 무수히 다루어졌습니다. 마치 급진적인 생각처럼 보일 수도 있지만, 의료 산업도 소비자가 접하는 다른 모든 산업들처럼 운영되어야 한다는 의미일 뿐입니다.

이러한 변화에 먼저 나서서 소비자를 중심에 둔 새로운 방식으로도 얼마든지 의료 사업을 운영할 수 있음을 보여 주고 있는 업체들의 예시가 있습니다. 의료 보험 회사이자 의료 서비스 업체인 카이저 퍼머넌트(Kaiser Permanente)는 의료 서비스의 왜곡된 경제 구조를 일부 개선하고 소비자에게 비용 효율성이 더 우수한 서비스를 제공할수록 더 큰 수익을 올릴 수 있는 구조를 만들었습니다. 캘리포니아 북부 지역의 카이저 퍼머넌트 보험 가입자 440만 명은 전화나 이메일, 화상 통화로도 의사의 진료를 받을 수 있게 되었는데, 가입자 87퍼센트가 의사와 직접 만나는 것보다 화상통화로 만나는 게 더 편리하다는 의견을 밝혔습니다. 84퍼센트는 디지털 진료로 의사와의 관계가 더 좋아졌다고 이야기했습니다. "저희 가입자들은 '평소에 페이스타임으로 딸과 대화하고 직장에서도 화상 회의를 많이 하니까 의사와도 그렇게 만나면 된다'고 말합니다." 카이저 퍼머넌트 캘리포니아 북부 사무소의 매리 리드(Mary Reed)는 이렇게 전했습니다.[8] 카이저의 사례를 통해, 다른 대부분의 업계에서 소비자들이 경험하는 것처럼 환자들도 서비스 제공 주체와 편리하게 소통할 수 있을 때 만족감을 느낀다는 사실을 알 수 있습니다.

---

8 "카이저 가입자, 디지털 진료에 만족", 마크 브로핸(Mark Brohan)의 글, 〈인터넷 건강 관리(Internet Health Management)〉, 2019년 6월 22일. https://www.digitalcommerce360.com/2019 /07 /22/kaiser-patients-give-a-thumbs-up-to-digital-visits/

솔트레이크시티 지역에서 병원 24곳과 의원 160곳을 운영하는 인터마운틴 헬스케어(Intermountain Healthcare)의 CEO 마크 해리슨(Marc Harrison)은 회사의 기조를 회사 수익이 줄고 사람들의 익숙한 방식을 바꾼다 하더라도 의료 서비스를 디지털로 전환하고 소비자를 가장 먼저 생각하는 방식으로 전환하려고 노력해 왔습니다. "기존 방식을 무너뜨리기 시작하면 아주 난리가 납니다. 의사들, 지역 사회, 주 입법 기관에서 잔뜩 화가 난 사람들의 전화가 쏟아지죠." 해리슨은 코로나 사태 이전에 겪은 일들을 이렇게 전했습니다. "혁신을 위해서는 고통을 기꺼이 감내하겠다는 의지가 필요합니다."[9] 인터마운틴 헬스케어가 택한 변화 중 하나는 일차 의료에 대해 '구독 서비스'입니다. 2020년 중반까지 10만 명을 이 새로운 시스템에 가입하도록 하는 것을 목표로 하였으며, 가입자들이 발병 후 치료를 받는 게 아니라 늘 건강하게 지낼 수 있도록 한다는 것이 인터마운틴의 목표입니다. 해리슨은 구독 서비스 이용자의 병원 방문 횟수가 60퍼센트 감소했다고 밝혔습니다. 다시 말해서, 서비스 방식이 이렇게 바뀌면서 인터마운틴이 과거에 운영했던 기존 의료 체계에서의 전통적인 수익 구조는 사라지겠지만, 코로나 대유행과 같은 재난 상황에서는 남는 자원을 중증 환자에게 더 효율적으로 쓸 수 있을 것입니다. 코로나를 겪으면서 전통적인 의료 시스템을 건강지속(health assurance) 시스템으로 바꾸면 이러한 장점이 생긴다는 사실이 부각되고 있습니다.

제퍼슨헬스에도 이와 유사한 시스템을 코로나 이전부터 활용하고 있습니다. 제프커넥트(JeffConnect)라는 제퍼슨헬스 직원 전용 의료

---

9   케빈 메이니의 마크 해리슨 인터뷰 중에서. 2019년 10월.

체계로, 제퍼슨헬스가 의료 보험 납부자(사업주 자영보험)이면서 의료 서비스 제공자(의료기관)이므로 서비스를 고객(즉 직원들)에게 더 알맞은 형태로 제공할 수 있습니다. 제퍼슨헬스의 직원은 건강에 이상이 생겼을 때 제프커넥트로 원격 진료를 받으면 본인 부담금이 면제됩니다. 원격진료 후 제퍼슨헬스가 운영하는 병원 중 한 곳의 응급실로 가야 하는 경우에도 이러한 혜택이 적용됩니다. 원격 진료를 먼저 받지 않고 곧바로 응급실을 찾는 경우, 직원은 본인 부담금으로 최소 500 달러를 지출해야 합니다. 이 한 가지 변화로 환자의 치료 만족도는 높아지고 -원격 진료로 집에서 치료받을 수 있고 필요하면 응급 진료나 병원을 찾아가는 일반 진료도 가능하므로- 제퍼슨헬스는 갑작스러운 치료로 발생하는 비용을 25퍼센트까지 줄일 수 있게 되었습니다. 직원들은 제프커넥트를 이용하면서 시간과 돈을 아끼고 고용주도 시간과 돈을 아끼기 때문에 모두가 더 큰 만족감을 느끼고 있습니다.

전통적인 의료 서비스에서 이런 사례는 찾기 힘듭니다. 의료 산업에 기존의 틀에서 벗어나 소비자들에게 서비스를 제공하는 새로운 방식을 수용하고 사람들이 진료실과 병원을 찾아올 필요 없이 건강하게 지낼 수 있도록 만드는 일에 앞장설 리더가 필요한 시기입니다. 대다수의 소비자가 진정으로 원하는 건 의료 서비스를 이용할 일이 최대한 줄어드는 것입니다.

새로 등장한 몇몇 업체들의 사례를 통해 소비자 중심의 건강지속 (health assurance) 체계가 어떻게 기능할 수 있는지 확인해 보겠습니다. 기존 의료 체계는 혁신 스타트업과 협력하거나 투자할 필요가 있습니다. 또는 최소한 무엇이라도 배우려고 노력하는 것이 현명할 것입니다.

로먼(Roman)과 로리(Rory)라는 브랜드로 의료 서비스를 제공해 온 로(Ro)는 소비자 중심 건강지속(health assurance) 산업체 중 한 곳으로, 발기부전이나 불면증과 같은 문제를 간편하게 해결할 수 있는 서비스를 제공합니다. 환자는 치료 가격과 제공하는 상품 정보를 모두 확인할 수 있고, 온라인으로 의사에게 상담 받은 후 처방전을 받아서 약을 주문하면 집까지 배송됩니다. 심지어 배송되는 약은 애플(Apple) 제품 못지않게 세련된 포장에 담겨 소비자의 이목을 사로잡습니다. 환자가 -차례가 언제 올지 전혀 모르는 채로 무작정 대기실에 앉아 기다려야 하는- 병원을 찾아가고, 처방전을 받아 약국에 가져가서 또 줄을 서서 기다리고, 약값은 약사가 약을 내주면서 알려 줄 때나 비로소 알게 되는 기존 방식에 들어가는 시간과 비용을 비교한다면 훨씬 적은 노력으로 같은 치료를 받을 수 있습니다. 이러한 서비스는 언론에서도 큰 관심을 받고 있으며 소비자의 호응도 뜨겁습니다. 2019년 중반까지 로가 유치한 투자금은 거의 1조 달러에 이릅니다(헤먼트의 회사도 로에 투자했습니다).

로가 소비자에게 더 친근하게 다가가는 방식으로 사업을 운영할 수 있는 건 전통적인 의료 체계의 방식을 벗어났기 때문입니다. 즉 환자가 건강 보험에 가입해서 의료비를 충당하거나 의사에게 직접 처방전을 받는 과정을 생략함으로써 대다수가 더 저렴한 가격에 약을 구입할 수 있도록 시스템을 바꾼 것입니다. 로의 사례를 통해 우리는 건강에 이상이 있을 때 더 저렴하고 간편하면서 투명하게 치료받을 수 있는 경로가 있다면 많은 소비자가, 심지어 건강 보험 가입자도 그 경로를 선호한다는 사실을 알 수 있었습니다. 의료 서비스에서 소비자가 만족스러운 경험을 할 때 비로소 변화가 시작되는 것입니다.

앞장에서 설명했듯이 리봉고의 사례를 잘 살펴보면 만성질환 환자에게도 소비자 중심 건강지속(health assurance) 체계를 적용할 수 있음을 알 수 있습니다. 일반적인 의료 체계에서는 만성질환 진단을 받으면 환자가 알아서 해결해야 하는 부분이 상당이 많습니다. 알아서 의사를 찾고, 진료를 예약하고, 알맞은 약을 처방받아서 복용하고, 병이 생활에 주는 영향을 최소화하면서 살아가는 법에 각자 알아서 익숙해져야 합니다. 이 모든 과정을 한꺼번에 관리해 주는 중심점도 없고, 앞장서서 이끌어주는 리더도 없습니다.

리봉고는 기술과 의료 전문가가 힘을 합쳐서 그 중심점과 리더가 되자는 생각에서 출발했습니다. 이를 위해 리봉고는 환자를 중심에 놓고, 환자 개개인의 고유한 증상과 상황에 맞게 치료를 받을 수 있도록 구성하였습니다. 또한 환자가 지켜야 하는 생활 방식을 안내하고 약을 잘 복용하고 있는지 추적하는 서비스도 제공합니다. 환자가 의사와 직접 만나야 하는 시점과 몸 상태가 나아질 수 있도록 간단한 조치가 필요한 시점도 알려 줍니다. 이와 같은 서비스가 제공되면 환자가 자신이 앓고 있는 만성질환을 신경 쓰는 시간과 병의 차도를 위해 무언가를 하려는 노력을 모두 줄여 줄 수 있습니다.

건강에 큰 이상이 없는 소비자에게는 '온라인 일차 의료'라고 이름 붙일 수 있는 시스템을 적용할 수 있습니다. 업체 포워드(Forward: 원격 의료 및 앱을 통해 일차 의료 서비스와 예방 의학 서비스를 제공하는 스타트업 -역주)의 사례에서 온라인 일차 의료가 어떻게 이루어지는지 엿볼 수 있습니다. 회원제로 의료 서비스를 제공하는 포워드의 웹 사이트에는 데이터를 바탕으로 "연속적인 일차 의료"를 제공한다는 설명이 나와 있습니다. 예를 들어 뉴욕에 거주하는 사람은 매월 149달러를 내면 언제든 연락할 수 있는 주치의가 생깁니다. 의사들은 자신의 진료실에 있고, 서비스 이용자는 이 의사들과 원하는 만큼 만날 수 있습니다. 처음 가입하면 유전자 검사와 혈액 검사를 통해 몸과 건강 상태에 관한 기초 데이터를 얻습니다. 그리고 포워드의 전용 어플리케이션이 이용자의 수면과 운동상태, 활력징후를 모니터링해서 기초 데이터에 기록을 추가합니다. 2020년 3월에는 이 어플리케이션에 코로나 위험성 평가 기능이 추가되어 이용자는 대유행 상황에 관한 정보를 확인하고 감염 가능성이 의심되는 경우 의사의 진료를 받을 수 있도록 안내를 받았습니다. 24시간 이용할 수 있는 챗봇 기능도 마련되어 있어서 가령 새벽 두 시에 열이 나서 잠에서 깨면 바로 챗봇과 대화를 시작할 수 있습니다. 이 대화를 통해 독감이 위중한 상태이거나 충수염 같은 문제가 생겼을 가능성이 감지되면 즉각 의료 전문가에게 호출이 가고, 전문가는 바로 도움을 제공하거나 환자가 병원에서 진료를 받을 수 있도록 조치합니다.

포워드도 로나 리봉고처럼 기존 의료 체계와는 다른 방식을 채택했습니다. 보험 회사에 의료비를 청구하지 않고, 대신 소비자에게 괜찮은 가격에 훌륭한 서비스를 제공하는 방식으로 승부를 걸었습니다. 건강 보험 가입자의 본인 부담금과 공제금액을 고려한다면, 이러한 일차 의료 서비스를 통해 돈을 절약할 수 있는 소비자가 많아질 것으로 기대됩니다.

포워드는 구글 경영진 출신인 에이드리언 아운(Adrian Aoun)이 2017년에 설립한 회사입니다. 알파벳(Alphabet)의 자회사 사이드워크 랩스(Sidewalk Labs)를 만드는 과정을 총괄했던 경험이 있는 아운은 의료 분야에서 일한 적은 없지만 의료 체계 전체가 주목할 만한 큰 계획을 세웠습니다. "우리는 세계에서 가장 큰 의료 체계를 만들고자 합니다." 아운은 〈비즈니스 인사이더〉와의 인터뷰에서 이렇게 밝혔습니다. "서비스 범위를 점차 늘려나갈 예정이며, 우리를 통해 환자들이 개심 수술도 받게 되는 날이 올 때까지 계속해서 노력할 것입니다."[10]

이런 의료 체계가 더 생기지 못할 이유가 있을까요? 또는 포워드 같은 업체와 손잡고 소비자에게 언제든 이용할 수 있는 원격 일차 의료 서비스를 제공하고 응급 상황이나 급성 질환이 발생한 환자에게는 병원, 전문의와 연결하는 서비스를 제공하면 어떨까요?

포워드는 의료 서비스의 모든 단계를 제공하기 위해 노력하고 있습니다. 서비스는 정액제로 제공하고, 사람들이 건강을 유지해서 의사와 직접 만나는 더 비싼 진료를 받을 필요가 없도록 돕습니다. 이러한 의료 체계를 구축하는 데 드는 소프트웨어와 서비스, 훈련 비용은 규모가 커진다고 해도 비교적 저렴합니다. 거기에 의사를 직접 찾아오는 환자가 줄면, 의사는 꼭 필요해서 찾아온 환자들에게 더 많은 시간을 투자할 수 있습니다. 서비스를 제공하는 업체는 아파서 치료받는 환자들로부터 수익을 얻는 게 아니라 서비스 가입자가 건강한 상태로 최대한 유지되도록 힘씀으로써 수익을 얻습니다.

로와 리봉고, 포워드와 같은 업체의 등장을 신호탄으로 소비자를 먼저 생각하는 의료 전문가에게는 앞으로 훨씬 더 큰 기회가 생기리라

---

10 "도시 형태를 재구성을 도왔던 구글 출신 인사, 새로운 스타트업 포워드를 세우고 기술로 의료 서비스를 새롭게 조망하다", 조 버나드(Zoe Bernard)의 글, 〈비즈니스 인사이더〉 2018년 11월 24일. https://www.businessinsider.com/forward-new-york-city-healthcare-2018-11

확신합니다.

예를 들어, 의료 산업은 다른 산업계의 여러 브랜드처럼 소비자를 세분하는 방안을 고려해 본 적이 없습니다. 소비자를 세분하고 각각에 맞는 서비스를 제공하면 어떤 장점이 생길지 생각해 봅시다. 포워드가 제공하는 것과 같은 서비스가 70세 이상 노년층을 위한 버전으로 따로 만들어진다면, 노년기 건강 관리에 중점을 둘 수 있을 것입니다. 임산부 전용 서비스가 있다면 가정의학과가 아닌 산부인과 의사를 중심으로 서비스를 구성할 수 있습니다. 몸을 탄탄하게 관리해야 하는 젊은 운동선수들을 위한 버전도 만들 수 있을 것입니다. 그리고 이 각각의 버전마다 서비스의 종류를 기본부터 최고급까지 다양하게 나눌 수 있습니다. 돈을 더 내면 '무제한' 서비스를 제공하고 그보다 덜 내면 서비스 이용 범위를 제한하는 방식을 택할 수도 있을 것입니다. 건강지속(health assurance) 체계에서 제공되는 거의 모든 서비스는 이처럼 소비자 유형에 따라 세분해서 조정할 수 있습니다. 원격의료의 비중이 늘어나면, 소비자를 더 세밀하게 나눌수록 더 큰 수익을 얻을 수 있을 것입니다.

이것이 탈규모화의 핵심입니다. 실제로 점점 더 많은 업체들이 대규모, 대량생산으로 요약되는 지난 세기의 시장 운영 방식을 뜯어 고쳐서 집중 공략의 범위를 좁히고 소비자를 세분해서 각각에 더 적합하고 더 나은 서비스를 제공함으로써 수익성도 높이는 방식으로 대체하고 있습니다. 소비자가 클라우드 서비스를 통해 자신에게 꼭 맞는 의료 서비스를 경험하게 되면, 공장에서 찍어낸 듯 모두에게 똑같은 서비스가 제공되는 종합병원을 굳이 찾아가려고 할지 모르겠습니다.

* * *

    의료 전문가들의 입장에서는 소비자가 중심이 되는 건강지속(health assurance) 체계로의 전환이 그리 간단하지 않습니다. 스티븐도 대형 의료기관을 운영 중인 만큼 그게 얼마나 힘든 일인지 잘 알고 있습니다. 그래서 제퍼슨헬스는 과거와 미래에 한 발씩 걸친 상태를 유지할 수밖에 없었습니다. 사업의 생존을 위해서는 일반적인 의료 체계의 방식, 즉 규모를 키우고 효율을 강조하고 획일화된 방식을 유지해야 했습니다. 재정 상태가 건실해야 수익이 바로 크게 생기지 않아도 "주소가 필요 없는" 의료 체계로 변모할 수 있는 새로운 제품과 서비스를 시도해 볼 수 있기 때문이었습니다. 스티븐은 코로나 사태를 겪으면서 새로운 체계인 건강지속(health assurance)의 효용성에 더욱 확신이 생겼습니다. 제퍼슨헬스는 사업 규모와 지리적인 이점, 안정적인 재무 상태 덕분에 동원할 수 있는 모든 수단을 활용해서 코로나 환자가 가장 많은 병원에 개인보호장비와 산소 호흡기를 공급하고 일부 병원은 코로나 환자를 제외한 다른 환자들이 외과 수술을 받을 수 있도록 분리해서 감염자가 급증해도 환자를 계속 치료할 수 있도록 조치했습니다. 이와 같이 유동적으로 대응한 덕분에 제퍼슨헬스는 단기적인 재무 상태가 안정적으로 유지되었고 3만 5,000명의 인력도 지킬 수 있었습니다.

    이와 동시에 제퍼슨헬스는 제프커넥트로 원격 진료를 확대하며 건강지속(health assurance) 체계로의 전환에도 박차를 가했습니다. 병원에서 의사와 직접 만나는 방식에 익숙했던 환자들도 코로나가 확산된 시기에 제프커넥트를 이용해 본 후에는 편리성을 깨닫고 코로나 1차 대유행이 지난 후에도 계속해서 제퍼슨헬스의 고객으로 남았습니다.

제퍼슨헬스와 헤먼트가 운영하는 투자회사 제너럴 카탈리스트(General Catalyst)의 협력 범위는 계속 확대되고 있습니다. 제퍼슨헬스는 제너럴 카탈리스트가 투자하는 신규 업체들의 전략을 시험할 수 있는 무대가 되어, 스타트업의 아이디어가 실제 의료 현장에서도 활용될 수 있을지 확인해 볼 기회를 제공합니다. 더불어 의료 체계가 이 같은 신생 업체들을 포용하고 이들에게 적응하는 법을 익히도록 지원합니다. 제너럴 카탈리스트는 건강지속(health assurance) 원칙에 따라 의료 서비스를 제공하려는 스타트업에 자문을 제공하고 일부 업체에는 공동 투자자가 되었습니다. 여기서 한 단계 더 발전하면 실리콘 밸리 엔지니어들이 제퍼슨헬스에 투입되고 제퍼슨헬스의 직원들이 제너럴 카탈리스트의 사업에 참여하게 될 것입니다. 우리는 이와 같은 협력이 중요하다고 생각합니다. 의료 서비스의 쇄신은 둘 중 어느 한쪽이 단독으로 추진하기에는 너무 복잡한 일이기 때문입니다.

의료 체계가 전환되려면, 전통적인 의료 분야 리더들이 사업을 새로운 관점으로 볼 수 있어야 합니다. 건강과 관련된 지출이 '소비자의 지갑'에서 나오기 시작하면 의료 서비스 가격은 급격히 떨어지고 의료기관의 행정 비용도 크게 줄어들 것입니다. 의료 보건 분야 학술지 〈헬스 어페어(Health Affairs)〉에 실린 한 연구에 따르면 현재 의료비의 23.5퍼센트가 행정 비용이므로 줄일 수 있는 여지가 많아 보입니다.[11]

건강지속(health assurance) 체계에서 소비자의 충성도는 더욱 만족스러운 경험을 제공함으로써 높일 수 있습니다. 현행 체계에서는 그런

---

11 "8개국 병원 행정 비용 비교: 현재까지 미국이 다른 모든 나라를 앞질러" David U. Himmelstein, Miraya Jun, Reinhard Busse, Karine Chevreul, Alexander Geissler, Patrick Jeurissen, Sarah Thomson, Marie-Amelie Vinet, Steffie Woolhandler, 〈Health Affairs〉, Vol. 33, No. 9.

사례를 거의 찾아볼 수 없습니다.

의료 서비스에서도 클라우드 저장소를 활용하게 되면 아마존이 가상 공간에 만든 판매점이 지역과 상관없이 오프라인에서 운영되는 모든 판매점과 경쟁하게 된 것처럼 의료 서비스도 지리적 경계를 넘어 경쟁하게 될 것으로 예상됩니다. 코로나와 같은 위기가 닥치면 피해가 덜한 지역의 병원들이 큰 타격을 입은 지역의 병원을 가상 환경에서 지원할 수 있으므로 회복력을 크게 높일 수 있습니다.

건강지속(health assurance) 체계에서 의료 서비스의 범위는 크게 확장됩니다. 즉 소비자의 음식, 운동, 생활 방식, 정신적인 건강까지 관리하고 관여할 기회가 생기고, 그만큼 의료 산업의 여러 부문에 새로운 사업 기회가 생길 것입니다.

현재 미국에서는 진료비를 청구할 때 10,000개가 넘는 코드로 치료 내역을 추적하는데, 이런 행정 부담이 사라지면 어떨지 상상해 봅시다. 환자 데이터의 쓰임새도 훨씬 좋아질 것입니다. 지금은 전자 의무기록에 입력되는 데이터 대부분이 보험 청구와 관련된 업무에 집중적으로 활용될 뿐 정작 환자의 상태를 파악하고 더 나은 치료법을 찾는 용도로는 거의 쓰이지 않습니다. 미로처럼 복잡한 청구 절차가 사라지면, 환자 데이터는 의료 체계가 소비자와 더욱 가까워지는 연결 고리로 활용될 수 있습니다.

아프면 그때부터 치료받는 방식에서 건강지속(health assurance) 체계로 바뀌면 인력 구조도 함께 바뀌어야 합니다. 의료기관에서는 행정담당자의 역할이 대폭 줄고 소비자 서비스와 마케팅, 브랜딩은 물론 소프트웨어 코딩 담당자, 소프트웨어 엔지니어, 사용자 경험을 관리할 전문가와 같은 기술자를 대거 채용해야 합니다.

소비자 중심의 건강지속(health assurance) 체계에서는 지금과는 다른 유형의 의사가 필요해질 것으로 예상됩니다. 현재 의과대학에 진학하는 사람들은 대부분 암기 실력이 매우 뛰어납니다. 하지만 누구나 주머니에 하나쯤 들고 다니는 스마트폰의 인공지능이 가상 비서 역할을 하는 시대에는 지식을 암기하는 능력보다는 공감 능력과 창의력, 압박감이 심한 상황에서도 품위를 잃지 않는 능력, 의사소통 능력과 같은 지극히 인간다운 능력이 더 중요해집니다. 건강 보험이 중심인 현행 의료 체계 모형에서 가장 우수한 학생들은 피부과, 방사선과, 정형외과, 마취과 등 돈을 가장 많이 벌 수 있는 분야로 갑니다. 새로운 건강지속(health assurance) 체계에서는 치료 절차마다 보험료가 지급되지 않고 사람들이 건강하게 지낼수록 돈을 벌게 되므로 실력이 가장 뛰어난 의사들이 가정의학과나 소아과 전문의로 일하게 될 것입니다. 그러므로 의과대학도 미래에 대비하려면 지금부터 새로운 시대를 맞는 지원자를 선발해야 할 것입니다.

의료 분야의 종사자가 넘어야 할 마지막 큰 산은 새로운 생각을 받아들이는 일입니다. 건강 관리는 의술이 전부가 아닙니다. 건강은 음식, 수면, 운동, 정신 건강, 경제적인 상황, 지리적 특성에 이르기까지 한 사람의 삶을 구성하는 모든 요소와 관련이 있습니다. 어떤 병이든 가장 효과적인 치료 방법은 환자의 모든 것을 고려하여 치료하는 것입니다. 의료계는 응급실 의사만 급성 충수염 진단을 내릴 수 있는 게 아니라 화상통화로 환자를 확인하는 의사도, 심지어 인공지능 챗봇도 그런 진단을 내릴 수 있다는 사실을 받아들여야 합니다.

건강지속(health assurance) 체계가 확립되면 소비자는 자신의 건강에 더 큰 권한과 책임감을 갖게 될 것입니다. 소비자 상당수가 이러한 변화를 환영하고 기존의 형편없는 서비스는 더 이상 용납하지 않을 것으로 예상되지만, 그렇지 않은 사람들도 있을 것입니다. 현행 의료 체계의 구성원 일부에서 의료계의 새로운 변화가 환자 건강에 위협적인 결과를 가져올 수 있다고 주장하기 때문입니다.

한 산업에서 오랫동안 실세를 쥐고 있었던 세력이 새로운 시대가 열리면 적시에 변화해서 최고의 자리를 계속 유지하는 경우는 거의 없습니다. 그러나 건강지속(health assurance) 체계로 전환하기 위해서는 의료 전문가가 반드시 중요한 역할을 맡아야 하며, 이 변화가 모두에게 더 나은 방향임을 받아들여야 합니다. 의료 서비스 제공자는 비용이 줄고 수익이 늘어나며 성과가 좋아지고 소비자의 충성도도 높일 수 있을 것입니다. 고용주는 수십 년 만에 처음으로 직원 관리에 드는 비용이 줄어드는 동시에 직원들의 복지는 오히려 개선되는 결과를 얻게 될 것입니다. 또한 소비자는 건강 유지에 필요한 도움을 받고, 힘들여 번 돈이 의료비로 몽땅 바닥나는 상황에 처할 일이 줄어들 것입니다.

이 변화를 가장 유념해야 할 분야는 다음과 같습니다.

- 병원. 치료 절차를 늘리고 병원이나 진료실, 응급실에 직접 찾아오는 사람들만 치료하는 방식으로도 계속 생존할 수 있다는 확신을 버려야 합니다. 그러한 방식으로 운영되는 병원은 건강지속(health assurance) 체계가 확립되면 전자메일 시대가 열린 후 우체국 같은 처지가 될 것입니다.

- 대형 제약업계. 약값을 올리고 불투명한 가격 책정 방식이 외부

로 새어나가지 않도록 장벽을 치고 혼란을 유발하는 방식을 고수하면 어려움을 겪게 될 것입니다. 건강지속(health assurance) 체계에서는 원격 의료가 실현되고 진료의 범위가 전 세계로 확장되어 소비자들은 필요한 약을 아마존에서 운동화를 고르는 것처럼 선택하게 될 것이므로 제약업계에도 명확하고 경쟁력 있는 가격을 요구하게 될 것입니다.

- 보험업계. 전통적인 의료 체계에서는 의료기관과 환자의 중개자였지만, 새로운 체계에서는 할 일이 없어지고 오히려 고용주와 환자, 의료기관의 긴밀한 소통을 방해하는 장애물로 여겨질 것입니다. 특히 보험업계는 의료 시장이 디지털화되면 가장 큰 타격을 받을 것으로 예상됩니다.

다음 장에서 이와 관련된 설명을 자세히 하도록 하겠습니다.

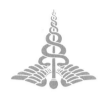

4

건강 보험의 민낯

미국의 건강 보험 업계와 메디케어(Medicare)를 포함한 국가 의료 보험, 그리고 자가 보험 업체들은 그간 정말 대단한 일을 해냈습니다. 소비자와 의료 서비스 제공자 사이에 비집고 들어가서, 소비자들에게 건강과 관련하여 자신들이 해 줄 수 있는 일과 해 줄 수 없는 일이 뭔지 알려 줌으로써 모든 환자가 불확실성과 혼란에 빠지도록 하였습니다. 그리고 자신들이 의료비를 지불한다는 이유로 의료 전문가들에게도 환자를 치료할 때 해도 되는 일과 하면 안 되는 일을 정해서 알려 주고, 의료비를 청구할 수 있는 치료 절차가 무엇인지도 알려 주었습니다. 그만큼 요식 절차는 늘고 의료 종사자들의 좌절감은 커졌습니다.

소비자는 보험 회사가 내리는 결정이 소비자의 이익을 최대한 고려한 결과가 아니라고 짐작할 수 있습니다. 의사들도 보험 회사가 내리는 결정이 의사와 환자 어느 쪽의 이익도 고려하지 않은 결과임에 동의합니다.

이런 상황이라, 미국에서는 보험업계 종사자를 제외한 국민 대다수가 보험 회사를 경멸합니다. 미국 고객 만족도 지수 조사에서도 건강 보험은 가장 불만족스러운 산업 순위에서 4위를 차지했습니다.[12] 보험 업계보다 더 낮은 평가를 받은 건 케이블 TV와 인터넷 서비스, 휴대전화 서비스 산업뿐입니다. 그런데도 국민 대다수가 울며 겨자 먹기로 건강 보험을 이용하고 있습니다. 미국 전체 인구의 약 60퍼센트는 사업장이 제공하는 건강 보험에 가입되어 있고 그다음으로 비중이 큰 것이 메디케이드(Medicaid: 미국 연방정부와 각 주 정부가 함께 제공하는 저소득층 의료 보험 제도 -역주, 20퍼센트), 메디케어(16퍼센트)이며 개인의 직접 가입(16퍼센트)과 군인 보험(4.7퍼센트)이 그 뒤를 잇습니다.[13]

건강 보험 업계가 수백만 명의 삶을 절망에 빠뜨리고도 어마어마한 돈을 벌어들인다는 이 아이러니한 사실은 정말 잔인하기 그지없습니다.[14] 미국에서 가입자 수가 가장 많은 건강 보험 회사인 유나이티드헬스(UnitedHealth)의 주가는 2010년부터 2019년까지 3배로 상승했고 순수익은 131퍼센트가 증가했습니다. 앤섬(Anthem), 애트나(Aetna, 지금은 CVS Health가 인수함) 같은 다른 대형 보험 회사도 주가가 3배로 뛰었습니다. 〈모던 헬스케어(Modern Healthcare)〉의 2020년 4월 보도에 따르면 2019년 건강 보험 회사 CEO들의 급여가 대폭 상승했고, 미국 최대 보험 회사 4곳의 CEO가 받는 보수를 모두 합치면 거의

---

12 "소비자가 가장 싫어하는 5대 업계", 블레이크 모건(Blake Morgan)의 글, 〈포브스(Forbes)〉, 2018년 10월 16일.

13 "인구조사국: 2015년 '정부 의료 보험' 가입자 수 118,395,000명, 건강 보험 미가입자 28,966,000명", 테런스 B. 제프리(Terence B. Jeffrey)의 글, CNSNews.com, 2016년 9월 13일.

14 "오바마 케어로 건강 보험사 수익에 타격 발생, 그러나 이런 상황도 곧 바뀔 전망", 로버트 클렌츠(Robert Klentz)의 글, 〈Seeking Alpha〉, 2019년 7월 30일.

1억 달러에 이릅니다.[15] [이 기사가 나온 같은 주에 〈베커스 호스피털 리뷰(Beckers Hospital Review)〉는 메이오 클리닉이 코로나 대유행으로 발생한 30억 달러의 손실을 메우기 위해 직원 3만 명에게 무급 휴직이나 근무 시간 단축을 통보했다고 보도했습니다.][16]

코로나 사태가 벌어졌을 때 보험 업계는 무엇을 했을까요? 표면적으로는 힘을 보태려고 노력한 것처럼 보입니다. 예컨대, 시그나(Cigna), 휴매나(Humana), CVS(애트나)는 가입자가 코로나19로 입원 치료를 받는 경우 본인 부담금과 의료비 일부를 면제했습니다.[17] 그러나 속을 들여다보면 보험 회사들은 돈을 긁어모으고 있었습니다. 보험료는 당연히 평소대로 받았고, 각 병원에 지급해야 할 코로나 환자의 의료비가 늘어나긴 했지만 보험 회사 부담금이 큰 비응급수술(선택 수술)과 피부과 진료, 물리치료가 코로나 치료비를 모두 상쇄하고도 남을 만큼 대폭 줄었습니다. 미국 최대 의료 보험 회사 중 한 곳인 유나이티드 헬스케어는 2020년 4월 중순에 1분기 수익이 3퍼센트 증가했다고 밝혔습니다. 이 사실이 발표되기 한 달 전에는 주가가 220달러에서 290달러로 32퍼센트 상승했습니다. 그런데도 몇 주 전 캘리포니아 보험 시장을 분석한 보고서에는 보험 업계가 코로나 치료에 들어간 비용을 이

---

15 "건강 보험사 CEO들, 2019년 급여 대폭 상승", 셸비 리빙스턴(Shelby Livingston)의 글, 〈Modern Healthcare〉, 2020년 4월 21일.
16 "메이오 클리닉, 코로나 대유행에 따른 손실액 3억 달러를 메우기 위해 직원 3만 명에 무급 휴직이나 근무 시간 단축 조치", 알리 파볼라(Ali Paavola)의 글, 〈Beckers Hospital Review〉, 2020년 4월 23일. https://www.beckershospitalreview.com/nnance/mayo-clinic-furloughs-cutshours-of-30-000-employees-to-help-offset-3b-in-pandemic-losses.html
17 "일부 보험사, 코로나19 치료비 중 환자 부담금 면제", 셀레나 시몬스 더핀(Selena Simmons-Duffin)의 글, NPR, 2020년 3월 30일. https://www.npr.org/sections/health-shots/2020/03/30/824075753/good-news-with-caveats-some-insurers-waive-costs-to-patients-for-covid-19-treatm.

유로 2021년에 보험료를 최대 40퍼센트까지 인상할 가능성이 높다는 전망이 실렸습니다.[18]

이런 산업이 여태 존재하는 것도 신기한 마당에 어떻게 이렇게까지 번창할 수 있었을까요? 기업가들, 혁신가들은 이런 상황을 어떻게 개선할 수 있을까요?

현행 건강 보험의 문제는 시장이 특이하게 왜곡된 방식으로 돌아가는 데서 비롯됩니다. 소비자 시장에서 다른 대부분의 업계는 구매를 결정하는 사람과 돈을 지불하는 사람, 구매로 혜택을 얻는 사람이 모두 동일한 사람, 즉 소비자입니다. 예를 들어 자동차를 살 때, 우리는 여러 특징과 필요한 용도, 예산을 토대로 어떤 차를 살지 정합니다. 차 값은 현금으로 내거나 대출을 받아서 지불하며, 차를 몰고 다니는 편의성을 얻는 것입니다.

하지만 건강 보험은 결정하는 사람과 돈을 지불하는 사람, 혜택을 얻는 사람이 전부 다릅니다.

가령 가슴에 통증을 생겨서 다급히 병원으로 가면, 어떤 조치를 할지 의료 전문가가 결정합니다. 환자는 그 결정에 관한 정보를 거의 얻지 못합니다. 환자가 예상되는 결과나 자신의 예산을 토대로 치료 방법을 선택하는 일은 거의 없습니다. 치료비는 제3자인 보험 회사가 지급하므로 병원과 환자는 치료비에 관해서도 논의하지 않습니다. 환자에게 최종 부과되는 돈이 얼마인지, 담당 의사나 병원이 얼마를 벌게 되는지는 의사도 모르고 환자도 모릅니다. 치료라는 혜택을 받는 건

---

18 "코로나바이러스 사태로 미국 의료비 수십 억 달러 늘어나", 리드 애빌슨(Reed Abelson)의 글, 〈뉴욕타임스〉, 2020년 3월 28일. https://www.nytimes.com/2020/03/28/health/coronavirus-insurance-premium-increases.html

환자지만, 환자는 자신이 구매하는 서비스에 관한 정보를 거의 얻지 못하고 그 서비스에 돈을 얼마나 지불하는지도 알지 못하는 것입니다.

이처럼 의사 결정과 지불, 혜택의 주체가 분리된 의료 서비스 시장에서는 희한한 일들이 벌어지고 있습니다. 보험 회사는 거의 모든 의료 서비스에 대해 의료기관과 협상해서 가격을 정합니다. 보험 회사가 경제적으로 추구하는 목표는 보험 계약자에게 최대한 많은 금액을 청구하고 보험 회사가 의료기관에 지급하는 의료비는 최대한 줄이는 것입니다. 보험 회사와 의료기관의 협상으로 책정된 서비스 가격은 대부분 비밀에 부쳐지므로, 소비자는 최적의 가격으로 최상의 치료를 받을 방법이 없습니다. 또한 보험 회사가 지급하는 의료비는 내 주머니가 아닌 남의 주머니에서 나가는 돈처럼 느껴질 때가 많아서, 소비자는 서비스 가격을 따져 봐야겠다는 큰 동기를 얻지 못합니다. 의료 서비스를 제공하는 기관은 의료비를 소비자가 지불하지 않으므로 보험 회사에 최대한 많은 금액을 청구할 방법을 찾으려고 합니다. 이로 인해 검사를 추가하고 환자를 병원으로 부르는 횟수도 늘리는 등 과잉 진료가 되더라도 보험 회사에 제출할 청구서 항목을 늘리려고 합니다.

이처럼 의료 서비스 가격은 수요와 공급, 서비스 품질, 소비자 만족도와 무관하게 정해집니다. 다른 업계에서는 소비자가 다양한 제품과 서비스를 따져 보고 결정하기 때문에 업체들이 더 경쟁력 있는 제품과 서비스를 합리적인 가격으로 제공하려고 노력합니다. 그러나 의료 체계에서는 이 모든 게 엉망이 되었습니다.

보험 회사는 소비자에게 제공되는 서비스는 최대한 줄이는 동시에 소비자에게 청구하는 비용은 최대한 늘리는 방식으로 의료 체계로부터 돈을 짜냅니다. (건강 보험 회사의 주가가 3배나 오른 이유도 그래서입니다.)

정말 불행한 상황이지만, 한 가지 희소식은 이토록 왜곡된 시장에 새로운 기회가 생겨나고 있다는 것입니다. 소프트웨어를 활용하는 새로운 의료 서비스 업체들이 서비스 구매 방식과 지불 방식을 바꾸기 시작했습니다. 넷플릭스와 훌루(Hulu)가 케이블 TV를 씹어 삼킨 것처럼 이 변화는 건강 보험업계를 삼키게 될 것입니다. 코로나 사태로 빚어진 경제 침체로 미국에서는 건강 보험을 포기하는 인구가 대거 늘어났고, 변화의 기회는 그만큼 증폭되고 있습니다. 지금 이 글을 쓰는 시점에 미국의 실업자 수는 2,200만 명이 넘었습니다. 실직자의 상당수는 직장과 함께 건강 보험 혜택도 잃었을 것입니다. 보험이 필요한 사람들이 쏟아져 나오는 지금이야말로 기존 의료 체계를 대체할 새로운 체계가 들어설 수 있는 적기로 보입니다.

이 기회를 거머쥐고 싶은 기업가, 혁신가들이 해결해야 할 핵심 과제는 구매를 결정하고, 돈을 지불하고, 그에 따른 혜택을 누리는 사람이 모두 소비자가 되도록 시장 메커니즘을 바로잡는 것입니다. 이것이 의료 서비스가 달성해야 할 가장 중요한 목표입니다.

* * *

로(Ro)의 서비스를 살펴봅시다. 소비자가 발기부전이나 폐경기, 고혈압과 관련된 건강 문제를 해결할 수 있도록 도와주는 서비스 과정에서 보험은 끼어들 틈이 없습니다. 사용자는 온라인으로 로의 서비스에 가입하고, 온라인상에서 제시되는 몇 가지 질문에 답하면 의사와 온라인으로 상담할 수 있습니다. 약도 온라인으로 처방받고, 가격이 명시

되어 있고 온라인에서 판매되는 약을 선택한 후 신용카드로 온라인 결제를 마치면 처방된 일정에 맞게 월 단위로 약이 배송됩니다. 서비스를 결정하고, 돈을 내고, 혜택을 누리는 주체가 모두 사용자(소비자)인 것입니다. 이러한 메커니즘에서 로는 고객이 만족할 만한 가격으로 더 나은 경험을 제공하려고 노력하게 됩니다. 다른 업체가 더 만족스럽고 괜찮은 경험을 제공하면 소비자는 그 업체로 가 버릴 수 있기 때문입니다.

로는 탈규모화를 택했습니다. 로의 서비스를 이용하는 발기부전 환자는 자신이 서비스의 중심에 있다고 느끼며, 다양한 질병을 두루 치료하는 의사를 찾아갈 때보다 만족도가 높습니다. 보험 회사를 거치지 않으므로 모든 과정이 단순해지고 소비자는 권리를 되찾을 수 있습니다. 소비자가 결정하고, 소비자가 돈을 지불하고, 혜택도 소비자가 얻습니다.

리봉고도 보험 회사 중심으로 돌아가는 일반적인 의료 서비스 방식에서 벗어났습니다. 리봉고의 서비스를 이용할지 여부는 소비자가 결정하고, 이용할 경우 서비스의 혜택은 소비자가 얻습니다. 이용자 중에는 건강 보험 가입자도 포함되어 있는데, 이들은 리봉고의 서비스를 이용하면서 더 건강해지고 그만큼 의료비가 적게 들기 때문이라고 이야기합니다. 리봉고는 의사 결정자와 돈을 지불하는 사람, 혜택을 받는 사람이 모두 소비자로 만드는 방식을 통해 소비자들에게 보험 회사와 병원에만 의존할 필요가 없음을 보여 주고 있습니다. 단 5년 만에 수십 억 달러 규모의 만성질환 관리 서비스를 확립할 수 있었던 것도 이런 결과 덕분입니다.

로와 리봉고 같은 업체들은 건강지속(health assurance) 체계가 아프면 그때부터 치료하는 방식이 아니라 사람들이 항상 건강하게 지낼 수 있도록 돕는 방식으로 의료 서비스의 경제 구조를 재편할 수 있음을 보여 줍니다. 이러한 업체들은 기술을 활용하여 소비자의 특정한 요구에 맞춰 더 나은 경험을 제공하며 모두에게 똑같은 서비스를 제공하는 병원과 보험 회사의 전통적인 대량생산 방식을 조각조각 분해하고 있습니다. 이 시장에 새롭게 뛰어든 업체들은 의료 서비스 시장의 망가진 공식을 소비자 중심으로 바로잡고 소비자가 의사 결정과 지불, 혜택의 주체로 만들고 있습니다. 이런 노력으로 사용자를 우선 고려하고, 편리하면서도 비용 효율성이 높으며 경쟁력도 우수한 의료 서비스가 제공될 수 있는 것입니다.

전통적인 의료 서비스는 대부분 정반대로 가고 있습니다. 최근 몇 년간 헤드라인을 장식한 합병 소식만 봐도 그렇습니다. 대형 약국 기업인 CVS는 건강 보험 회사 애트나를 약 700억 달러에 인수했습니다. CVS 헬스의 CEO 래리 멀로(Larry Merlo)는 "의료 서비스에 새로운 정문"을 만들고 싶다는 뜻을 밝혔습니다. 자사 가입자들이 CVS가 운영하는 병원과 약국을 이용하도록 함으로써 의료 서비스 전 과정을 자신들이 통제하겠다는 의미고, 이렇게 하면 기업은 효율을 높이면서 비용을 줄일 수 있을 것입니다. "건강 관리의 허브"가 되겠다는 이 새로운 전략이 소비자 경험을 얼마나 바꿀 것인지는 두고 볼 일입니다.[19] 2018년에는 건강 보험 회사 시그나가 보험 약제 관리 업체 익스프레스 스크립츠를 710억 달러에 인수한 바 있습니다. 이 합병의 주된 목적도

---

19 "CVS CEO에게 묻다: 약국 10,000곳으로 의료 서비스를 어떻게 뒤집을 계획인가?" 리디아 램지(Lydia Ramsey)의 글, 〈비즈니스 인사이더〉, 2019년 11월 8일. https://www.businessinsider.com/cvs-health-ceo-larry-merlo-on-how-healthhubs-are-working-2019-11

규모를 늘려서 기업이 쓰는 비용을 줄이는 것입니다.[20]

규모의 경제를 추구하는 분위기는 의료계 전반에 퍼져 있습니다. 건강 보험 업계도 의료 체계를 직접 운영하려는 시도를 해 왔습니다. 제퍼슨헬스도 몇몇 보험 회사로부터 파트너가 되자는 제안을 받은 적이 있습니다. 영업 지원, 수익 주기와 공급망 관리를 자신들이 해 온 방식대로 해 보면 이윤을 늘릴 수 있을 것이며, 제퍼슨헬스는 부동산 회사처럼 건물만 관리하면 되고 나머지는 자신들에게 맡기면 된다는 것이 그들의 제안이었습니다. 그러나 소비자에게는 이로울 게 없는 변화입니다.

직원들에게 제공하는 건강 보험 혜택에 드는 비용이 계속 늘어나자, 이런 상황에 불만스러운 사업장들은 직원 건강 보험과 의료 서비스 네트워크를 자체적으로 만드는 시도를 해 왔습니다. 아마존과 JP 모건 체이스(JP Morgan Chase), 버크셔 헤서웨이(Berkshire Hathaway)가 함께 만든 헤이븐(Haven)이 가장 유명한 예입니다. 좀 더 지켜봐야겠지만, 헤이븐의 목적은 돈을 아끼는 것이지 사용자의 서비스 경험을 개선하는 건 아닌 것 같습니다. 버크셔 헤서웨이의 CEO인 워런 버핏(Warren Buffett)은 헤이븐의 설립 사실이 알려진 후 의료비가 "미국 경제를 갉아먹는 굶주린 기생충"이라고 언급했습니다. 의료비를 줄여야 한다는 의미가 담겨 있지만 서비스 이용자의 경험을 향상시키려는 관점에서 나온 말은 아닙니다.[21]

위와 같은 비용 절감 전략에는 지난 세기의 사고 방식이 반영되어

20 "시그나의 익스프레스 스크립츠 합병 전략에 담긴 5가지 요점", 〈Drug Channels〉, 2018년 3월 27일.

21 "아마존, 버크셔 헤서웨이, JP 모건 체이스, 새로운 의료 서비스 업체 설립", 빌 채플(Bill Chappell)과 콜린 드와이어(Colin Dwyer)의 글, NPR.com, 2018년 1월 30일.

있습니다. 서로의 영향력을 합치고, 더 성장하고, 규모를 늘려서 경제성을 높이고, 최대한 자동화하고, 절차의 효율성을 높이고, 대량생산 시장의 원리대로 최대한 많은 사람에게 똑같은 의료 서비스를 제공하는 방식입니다. 의료 서비스는 지금도 충분히 과도하게 비싸고 비인간적이고 내부가 어떻게 돌아가는지 알 수 없는 블랙박스처럼 굴면서 모두에게 끔찍한 경험을 제공하고 있는데, 이런 방식은 단점을 더욱 강화할 뿐입니다. 그리고 이런 방향으로 갈수록 기존 체계를 무너뜨리는 혁신에는 더 취약해질 수밖에 없습니다. 덩치를 키워서 대량생산 시장의 원리에 따라 비인간적인 소비자 경험을 비싸게 제공하는 방식은 사용자를 가장 먼저 생각해서 개개인에게 맞춘 소비자 경험을 소규모로 저렴하게 제공하는 방식에 질 수밖에 없습니다.

* * *

최근까지도 의료 분야의 스타트업들은 자신들이 팔고자 하는 상품이 보험 회사의 보장 범위에 제발 포함되기를 기도합니다. 보험이 적용되지 않으면 소비자가 이용하지 않을 것이라고 생각했기 때문입니다. 그러나 소비자들의 실제 반응은 이미 이런 예상에서 벗어나고 있습니다. 의사 결정의 방식은 이제 보험 중심이 아닌 소비자 중심으로 바뀌고 있습니다.

소비자 입장에서는 건강 보험이 있으나 없으나 자기 부담금에 별 차이가 없습니다. 또한 사업장이 오래전부터 건강 보험에 들어가는 비용을 직원들에게 더 많이 떠넘기려고 해 왔다는 사실을 많은 소비자가 알고 있기 때문입니다.

건강 보험료와 의료비 인상으로 생긴 부담은 거의 다 근로자의 몫으로 돌아갔습니다. 사업장이 의료비를 부담하는 대신 급여를 인상하지 않기 때문입니다. 데이비드 골드힐(David Goldhill)이 저서 《재앙이 된 의료 서비스(Catastrophic Health Care)》에서 지적했듯이, "1996년부터 2006년까지 10년간 급여 인상분 중 상당한 비중이 사업장의 건강 보험료로 쓰였다는 사실이 여러 연구를 통해 밝혀졌습니다. 다시 말해 인상된 급여가 거의 다 건강 보험료로 빠져나갔다는 의미입니다. 이 기간에 사업장이 부담하는 의료비가 크게 높아진 경우 근로자의 실제 급여는 오히려 감소했을 수도 있습니다."[22]

보험료가 치솟자 경제적으로 빠듯해진 소비자(직장 건강 보험 의 소비자는 사업장입니다.)는 자기 부담금의 비중이 더 높은 보험 상품을 선택했습니다. 정말 심각한 병이 아니면 의료비 대부분을 소비자가 직접 부담하게 된 것입니다. 의료비가 자기 주머니에서 나가기 시작하자 소비자도 의료 서비스를 더욱 합리적으로 생각하게 되었습니다. 경쟁력 있는 가격으로 제공되는 더 나은 서비스를 찾으려는 동기가 생긴 것입니다. 직장 건강 보험에 가입된 수백만 명의 근로자 중 점점 더 많은 사람들이 의료 서비스를 마치 자동차를 구입할 때와 같은 시각으로 보게 되었습니다. 결정하고, 돈을 지불하고, 혜택을 받는 주체가 모두 소비자가 되도록 바로잡으려는 움직임이 일어나고 있습니다.

보험료 상승과 동시에 의료 시장의 양극단에 있는 저소득층과 고소득층도 일찌감치 건강 보험과 멀어졌습니다.

2020년 1월, '갤럽 전국 건강·복지 지수' 조사에서 미국 성인 인구

---

22 《재앙이 된 의료 서비스(Catastrophic Health Care)》, 데이비드 골드힐, 64쪽. Vintage, 2013.

중 건강 보험 미가입자의 비율은 13.7퍼센트로 나타났습니다. 불과 2년 전에 실시된 조사에서는 이 비율은 10.9퍼센트였습니다.[23] 연 소득이 2만 4,000달러 미만인 가구는 2년 전 22.6퍼센트에서 25.4퍼센트로 증가했습니다. 코로나 사태로 인한 봉쇄 조치로 실업자가 대거 발생한 지금은 이 모든 비율이 분명히 더 높아졌을 것입니다. 건강 보험이 없는 저소득층 소비자는 의료비를 직접 내야 하므로 가격에 매우 민감합니다. 이런 상황은 새로운 기회가 될 수 있습니다. 데이비드 골드힐은 '세서미(Sesame)'라는 업체의 공동 창립자이기도 한데, 의료 보건 전문가들은 이 업체를 통해 식료품점에서 할인 상품을 광고하는 것과 거의 비슷한 방식으로 전문 진료과목을 광고합니다. 가령 원래 500달러가 드는 MRI 검사를 149달러에, 159달러가 드는 물리치료를 19달러에 제공한다고 광고하는 것입니다. 이런 업체가 존재한다는 사실 자체가 소비자의 사고 방식이 바뀌고 있다는 증거입니다.

의료비 걱정을 크게 하지 않는 고소득층 소비자는 더 나은 서비스를 원합니다. 실제로 부유층 상당수가 예를 들어 숲에서 스키를 타다가 다치는 경우 등이 보장되는 보험이 있으면 자기 부담금이 커도 기꺼이 가입하지만 일상적인 치료비를 내주는 건강 보험에는 관심이 없습니다. 대신 이들은 건강 보험으로 보장되지 않는 일차 의료기관의 고급 서비스나 '컨시어지(concierge)' 서비스를 이용합니다. (관리인, 안내인을 뜻하는 '컨시어지' 진료는 대체로 연 단위나 월 단위로 목돈을 내고 고급 호텔이나 별도의 클리닉에서 의료 서비스를 받는다. 진료를 받을 때마다 정액 회비와 별도로 진료비를 내기도 하며, 진료 시간

---

23 "갤럽 조사 결과 미국의 건강 보험 미가입자 4년째 증가", 카일 머피(Kyle Murphy)의 글, 〈Health Payer Intelligence〉, 2019년 1월 25일.

이 일반적인 질료보다 길다는 것이 주된 특징이다. 건강 검진이나 왕진 서비스, 모바일 진료 상담이 제공되는 경우도 있다. -역주) 아무 의사를 찾아가도 받을 수 있는 기본적인 진료를 1년에 수천 달러씩 내고 받는다는 얘기입니다. 고객이 매월 일정한 돈을 내면 원하는 만큼 의사와 만날 수 있는 "논스톱 일차의료"도 등장했습니다. 미국 가정의학회 보고서에 따르면 미국에서 이러한 직접 일차 의료 서비스를 제공하는 기관은 2014년 125곳에서 2019년에 1,000곳 이상으로 늘어났습니다.[24] 코로나 이후에는 이러한 추세가 더 가속화될 것으로 전망됩니다.

의료비를 전부 보험 회사가 부담하는 방식에서 벗어나는 사람이 많아질수록 소비자 중심 서비스의 수요는 증가할 것으로 전망됩니다. 이 기회를 잘 붙잡은 기업가, 혁신가들은 경쟁력 있는 가격으로 더 나은 경험을 제공하는 회사와 서비스를 만들어 낼 것이고, 그럴수록 더 많은 소비자가 건강 보험과는 멀어지고 새로운 건강지속(health assurance) 체계의 상품과 서비스를 활용하게 되어 새로운 업체들이 누리는 기회는 더더욱 늘어날 것입니다. 건강지속(health assurance) 체계가 확립되기만 하면 소비자가 알아서 찾아올 것이라는 의미입니다. 소비자들의 이동은 이미 시작됐습니다.

결정하는 사람, 돈을 내는 사람, 혜택을 얻는 사람이 모두 같아지면 보험이 의사결정의 중심이 되지 못할 것이고 그런 상황에서 경제적으로 가장 합리적인 선택은 건강지속(health assurance) 체계입니다. 건강지속(health assurance) 체계로 옮겨간 소비자는 더 건강하게 지낼 수 있고 건강에 이상이 생기면 더 수월하게 관리할 수 있습니다. 의사

---

24 "보험이 아닌 현금만 받는 의사 증가 추세", 데이브 루스(Dave Roos)의 글, 〈HowStuffWorks〉, 2019년 8월 21일.

를 볼 일이 줄어들고, 받아야 하는 검사도 줄고, 먹어야 하는 약도 줄고, 건강과 관련된 지출도 전체적으로 지금보다 줄어듭니다.

건강지속(health assurance) 체계가 확립되면 일부 서비스는 기존 의료 체계에서 아예 사라질 것으로 전망됩니다. 당뇨병, 정신 질환, 고혈압과 같은 질병은 디지털 서비스로 관리될 것이므로 기존 의료 체계와의 접점은 크게 줄어든다는 의미입니다. 이러한 새로운 서비스가 건강 보험의 보장 범위에 포함되기만을 기다릴 필요도 없습니다. 보장 범위에 들어가는지 여부는 더 이상 중요하지 않습니다. 정책 입안자들이 새로운 의료 서비스를 이용할 수 있도록 법을 만들어 주기를 기다릴 필요도 없습니다. 이런 변화는 이미 진행되고 있습니다.

그 결과 의료 서비스 시장에도 자동차, 컴퓨터, 골프채 등 소비자가 익히 잘 아는 자유 시장의 원리가 적용될 것입니다. 즉 업체들이 더 매력적인 가격으로 더 나은 상품과 서비스를 제공하려고 서로 경쟁을 벌이게 될 것입니다.

환자가 일반 소비자와 같은 지위를 되찾게 되면 또 한 가지 흥미로운 변화를 기대해 볼 수 있습니다. 건강 유지가 큰 금융 자산이 된다는 사실입니다. 근로자의 헬스장 회원권 비용을 일부 지원해 주는 회사도 있지만, 건강지속(health assurance) 체계에서는 사람들이 더 건강해져서 의료 서비스를 이용할 일이 줄어들고 더 이상 의료비를 건강 보험에 의존하지 않아도 되므로 많은 가정이 연간 수천 달러를 절약할 수 있습니다.

* * *

이 모든 상황을 종합하면 건강지속(health assurance) 체계의 재무 구조를 예상할 수 있습니다. 앞으로 몇 년 내로 연방 정부의 의료 정책이 대대적으로 바뀌지 않는다면, 아주 심각한 건강 문제만 보장되고 본인 부담금이 높지만 보험료가 저렴한 보험 상품을 선택하는 소비자가 늘어날 것입니다. 이에 따라 일상적인 의료 서비스는 물론 인공 슬관절 치환 수술이나 출산처럼 미리 계획을 세울 수 있는 의료 서비스도 전통적인 의료 체계에서 벗어난 방식의 서비스를 이용하고 의료비를 직접 지불하는 소비자가 증가할 것입니다.

처음에는 이런 변화가 두려울 수도 있지만, 건강지속(health assurance) 업체가 늘어날수록 소비자는 더 저렴한 가격에 더 우수한 서비스를 받을 수 있을 것입니다. 기존 의료 체계와는 다른 방식으로 임신과 출산 관련 서비스를 제공하는 누보(Nuvo)도 그러한 예입니다. 이용자 직접 지불 방식으로 운영되는 누보에서는 데이터와 소프트웨어를 활용하여 예비 엄마들에게 일반 병원보다 훨씬 저렴한 가격에 더 나은 서비스를 제공합니다. (코로나 대유행 이후, 젊고 건강한 임산부라면 집에서도 임신 정기 검진을 받을 수 있는데 굳이 아픈 사람들이 가득한 병원에 찾아가려고 하지 않는 사람들이 많아질 것입니다. 소비자가 원하는데도 이런 대안을 제공하지 못하는 의료기관은 자연히 큰 불이익을 얻게 될 것입니다.)

인공 슬개골 치환 수술도 환자가 전 세계 어디든 우수한 의료기관을 찾아서 치료받을 수 있도록 도와주는 서비스가 생길 것으로 예상됩니다. 이 분야에서 수술 결과가 가장 우수하고 오류율이 전 세계에서 가장 낮은 병원은 인도의 나라야나 헬스(Narayana Health)입니다. 이 업체를 선택할 경우, 프리미엄 병동에 마련된 호화로운 병실까지 이용해도 수술에 들어가는 총 비용은 미국에서 같은 수술을 받을 때 청구되는 금액보다 훨씬 저렴합니다.[25] 폐동맥 혈전 내막 제거 수술도 미국에서는 20만 달러가 들지만 나라야나 헬스에서는 1만 달러에 수술을 받을 수 있습니다. (건강 보험에 가입되어 있고 자기 부담금이 20퍼센트인 경우에도 나라야나에서 치료를 받으면 3만 달러를 절약할 수 있습니다.) 수술 받을 곳을 건강 보험과 무관하게 선택할 수 있게 되면 소비자는 치료에 드는 총 비용과 수술 결과, 서비스 품질을 토대로 어디든 선택할 수 있습니다.

우리는 사업장에서 직원들에게 의료 혜택을 제공하는 방식이 달라질 수 있도록 법이 바뀌기를 바랍니다. 즉 전통적인 건강 보험을 의무적으로 제공하는 대신 사업장은 상병 수당을 제공하고 근로자가 소비자 중심의 의사 결정, 비용 지불, 혜택에 따라 건강 관리에 돈을 어떻게 쓸지 스스로 결정할 수 있도록 해야 합니다. 근로자가 건강 문제로 인해 경제적 파산에 이르지 않도록, 보험료는 저렴하면서도 중증 질환의 보장은 우수한 건강 보험(High-deductible health plan)을 제공하는 동시에 건강지속(health assurance) 체계의 의료 서비스를 이용할 수 있도록 상병 수당을 지원하는 통합 방식을 택할 수도 있을 것입니다.

연 단위로 지급되는 상병 수당이 그해에 소진되지 않았을 때 해를 넘겨 누적될 수 있도록 하면 건강은 금융 자산이 될 것입니다. 건강에 이상이 없으면 해마다 상병 수당이 쌓일 것이고, 퇴사하면 그 동안 누

---

25 "세계에서 가장 저렴한 병원도 지금보다 더 저렴해져야 한다", 아리 알슈타터(Ari Alt-stedter)의 글, 〈Bloomberg Businessweek〉, 2019년 3월 26일.

적된 상병 수당도 없어지도록 하여 직원을 유지하는 수단으로 활용할 수도 있습니다. 상병 수당이 10만 달러쯤 쌓인 사람이 회사를 쉽게 그만두지는 못하겠지요.

일상적인 건강 관리 비용이 제공되고 큰 문제에 대비한 보험도 함께 제공된다면 일상생활은 어떻게 바뀔까요? 대체로 건강한 사람은 건강을 유지할 수 있도록 설계된 일차 의료 패키지 상품을 골라서 월 정액을 내고 자잘한 건강 문제를 관리하는 동시에 더 복잡한 치료가 필요한 경우에도 든든한 건강 쿼터백으로 활용할 수 있을 것입니다.

당뇨병, 우울증, 다발성 경화증이나 노화 관련 질환 등 만성적인 건강 문제가 있는 사람은 각자의 질병에 맞게 체계화된 일차 의료 상품을 선택할 수 있습니다. 이 경우 일반적인 일차 의료와 대체로 비슷하면서도 각 질병의 전문가가 의료 서비스를 담당하게 됩니다.

많은 업체가 이 같은 서비스를 제공하려고 경쟁을 벌이게 될 것입니다. 뉴욕에서 문을 연 오스카(Oscar)라는 보험 스타트업은 이러한 서비스가 회사의(또는 건강 보험 업계의) 미래를 좌우할 열쇠라고 생각합니다. 오스카의 CEO 마리오 슐로서(Mario Schlosser)는 고객 개개인의 건강 기록과 그 밖에 여러 데이터를 확보해서 의료 체계, 의료 전문가들에게 전달하는 징검다리 역할을 자사가 맡게 된다면 고객의 완벽한 건강 쿼터백이 될 수 있으리라고 전망합니다. "오스카 가입자는 의사가 필요하거나 의학적인 도움이 필요하면 제일 먼저 오스카에 연락하면 됩니다. 전용 어플리케이션을 열어서 서비스를 검색하거나 우리 컨시어지 팀과 상담하고, 우리를 통해서 진료 예약도 잡을 수 있죠. 우리가 모든 걸 관리할 겁니다." 슐로서는 〈와이어드(Wired)〉 매거진과의 인터뷰에서 이렇게 설명했습니다. "오스카는 보험 회사이므로 지금도 이미 이 업계에서 누구에게도 뒤쳐지지 않을 만큼 많은 데이터를 보유하고 있습니다."[26]

물론 일차 의료로 모든 걸 해결할 수는 없습니다. 거의 누구나 생애 어느 시점에 돈이 많이 드는 심각한 치료가 필요한 일이 생길 수 있습니다. 스키를 타다가 사고가 나거나 암, 뇌졸중 진단을 받는 경우를 생각할 수 있을 것입니다. 그런 일에는 보험이 필요합니다. 그런 상황에서는 소비자가 의사 결정과 비용 지불, 혜택의 중심이 되어야 한다는 원칙 같은 건 포기하고 싶어질 것입니다. 스키를 타다가 사고로 뇌에 외상을 입고 응급실에 실려 왔다고 가정해 봅시다. 그럴 때 가장 바라는 건 전문가가 얼른 나서서 뭘 어떻게 해야 하는지 알려 주는 것이지 돈이 얼마나 드는지부터 따지고 싶지는 않을 것입니다. 그러므로 이런 중대한 치료는 현재와 같은 방식이 유지될 가능성이 큽니다.

하지만 그 외에도 전문가가 필요한 일은 많습니다. 가령 무릎 관절 내시경 수술을 받아야 하고 비용은 회사가 지원하는 상병 수당으로 내거나 직접 부담할 계획이라면, 적당한 가격에 품질이 우수한 서비스를 찾고 싶을 것입니다. 그게 가능해지려면 의료 산업이 환자에게 의료비를 청구하는 방식이 바뀌어야 합니다. 가격을 투명하게 공개하고, 의사와 의료기관에 대한 평가와 검토도 가능해야 합니다. 우리가 항공권을 구입할 때 온라인으로 검색하듯 무릎 수술을 받을 곳도 적당한 곳을 찾을 수 있어야 합니다. 환자를 서로 데려가려는 경쟁이 생기면 가격은 내려가고 서비스 품질은 향상될 것입니다. 보험에 의존하지 않고 수술비를 직접 해결해야 한다고 하면 처음에는 두려울 수 있지만, 이

---

26 "붕괴된 의료 서비스, 오스카 헬스가 생각하는 해답은 기술", 니컬러스 톰슨(Nicholas Thompson)의 글, 〈Wired〉, 2018년 8월 14일.

런 건강지속(health assurance) 체계에서 소비자는 돈을 절약하는 동시에 더 나은 결과를 얻을 수 있습니다.

의료기관이 투명성과 경쟁의 세계로 넘어오게 만드는 변화에 동참하는 기업가들에게는 방대한 기회가 열릴 것입니다. 의료비 청구 방식이 바뀌면(보험 회사를 통해 청구하는 방식과는 완전히 다르므로) 새로운 소프트웨어가 필요합니다. 평가 시스템도 필요하고, 지금은 상상도 할 수 없는 다른 수요도 생겨날 것입니다.

이런 예상이 허무맹랑한 소리로 들리십니까? 하지만 현실이 그렇습니다. 의료 산업은 이미 이 방향으로 흐르고 있습니다. 코로나 사태 이전에는 변화하는 속도가 느렸지만, 코로나가 휩쓴 후부터 가속이 붙고 있습니다. 지금 우리는 전환점에 서 있습니다.

코로나 대유행으로 건강 보험의 실체가 드러났습니다. 더 정확하게는 누구나 치료를 받을 수 있는 환경이 얼마나 중요한지가 깨닫게 되었습니다. 코로나는 개인의 건강이 사회의 건강과 밀접하게 연결되어 있다는 교훈을 주었습니다. 감염병이 대유행병으로 번지지 않으려면 부유층, 빈곤층, 그 중간에 속한 사람 모두가 필요한 검사와 진단, 치료를 받을 수 있어야 합니다. 저소득층이 형편이 어려워 치료를 받지 못하고 아파도 검사나 진단에서 제외된다면 결국 모두가 위험해질 것입니다. 그러므로 모두를 위해서는 누구나 건강하게 지낼 수 있는 체계가 필요합니다.

하지만 "모두를 위한 메디케어"가 해답이 될 수는 없습니다. 현재 미국의 의료 체계는 대다수의 국민에게 효과가 없다는 버니 샌더스(Bernie Sanders) 상원의원의 말은 정확한 지적입니다. 그러나 샌더스 의원은 정부가 현행 의료 체계에 드는 비용을 지불에서 이 체계를 더 공고하게 만들어야 한다고도 언급했습니다. 그러나 이는 의료 서비스에서 의사결정을 내리는 주체와 돈을 내는 주체, 혜택을 받는 주체가 분리된 상황을 지속시키는 길일 뿐입니다. 의료 산업이 20세기 사고방식에 붙들리면 혁신과 경쟁은 위축될 것입니다.

골드힐은 "모두를 위한 메디케어"는 부자와 가난한 사람, 그 중간에 있는 사람 모두가 똑같이 형편없는 의료 서비스를 받게 만드는 확실한 방법이라고 지적했습니다. 획기적인 시도로 여겨졌던『환자 보호 및 부담 적정 보험법』이 어떤 결과를 낳았는지 생각해 봅시다. 토대부터 망가지고 분열된 의료 체계, 비싸고 불공정하며 안전하지 않은 경우도 있는 현행 의료 체계를 더 많은 사람이 이용하는 결과가 초래되었습니다. 이렇게 만들어놓고, 다들 의료 체계가 알아서 개선되기를 바라고 있습니다. 이대로 두면 안 되는 이유가 무수히 드러났음에도 의료 체계는 바뀌지 않았습니다. 굳이 바뀔 필요가 없었기 때문이고, 현 상태 그대로를 유지하는 게 더 쉽기 때문입니다. 이런 일이 또 일어나서는 안 될 것입니다.

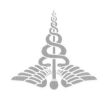

5

건강지속(health assurance) 체계에
필요한 정책

미국의 의료 보건 정책은 오래전부터 지금과 같은 의료 산업을 지원해 왔고, 더 탐욕스럽게 만드는 데 일조하였습니다. 이런 정책은 기존 의료 산업에는 도움이 됐을지 몰라도 소비자나 소비자에게 더 나은 서비스를 제공하려는 혁신적인 업체들에게는 큰 걸림돌입니다. 그러나 코로나 대유행 이후, 의료 보건 정책은 누구도 예상하지 못할 만큼 빠른 속도로 바뀔 가능성이 큽니다.

로(Ro)의 사례를 살펴봅시다.

로의 공동 창업자인 잭 레이타노(Zach Reitano)는 이 사업을 처음 시작하게 된 계기를 솔직하게 밝혔습니다. 20대부터 심장 질환 때문에 발기 부전을 겪은 것이 이유였습니다. 자신은 아버지가 의사라 치료제를 어렵지 않게 구할 수 있었지만, 이런 치료가 필요한 사람들 대다수가 의사를 찾아서 발기부전 진단을 받고 약을 처방받기까지 고생스럽고 민망한 절차를 거쳐야 한다는 사실을 알게 되었습니다. 게다가 비아그라(Viagra)나 레비트라(Levitra), 시알리스(Cialis) 같은 약은 보험이 적용되지 않는 경우가 허다해서 몇 회분만 처방받아도 수백 달러가 듭니다.

레이타노는 기술을 바탕으로 발기부전 환자들, 즉 소비자를 중심으로 도울 수 있는 방법이 없을지 고민하였습니다. 이 목표를 위해 로가 해결해야 했던 과제들을 되짚어보면, 대유행병이 발생했을 때 의료 서비스의 규모가 어떻게 조정되어야 하는지 알 수 있습니다.

레이타노와 사만 라마니안(Saman Rahmanian), 롭 슈츠(Rob Schutz)는 2017년 10월에 '로먼(Roman)'이라는 회사를 창립했습니다. 로먼은 발기부전 환자가 의사와 온라인으로 상담하거나 이메일로 상담할 수 있는 서비스를 제공해서, 병원을 직접 찾아가는 수고와 민망한 고민을 얼굴을 직접 보며 이야기해야 하는 난감함을 덜어 주었습니다. 나중에는 월 정액 상품을 만들어서 약국보다 훨씬 저렴한 가격에 우편으로 약을 배송 받을 수 있는 서비스도 마련했습니다. (약을 배송 받으면 약국에 찾아가야 하는 번거로움이 사라질 뿐만 아니라 약국에서 차례를 기다리는 모든 사람 앞에서 "누구누구 씨, 비아그라 나왔습니다, 찾아가세요" 같은 외침을 듣지 않아도 됩니다.)

로가 제공하는 이러한 서비스는 모든 면에서 고객에게 유익합니다. 발기부전 환자는 삶의 질을 높여주는 안전한 치료를 과거 어느 때보다 손쉽고 저렴하게 받을 수 있습니다. 하지만 수십 년 전에 만들어진 의료 보건 규정에서는 이와 같은 서비스를 쉽사리 허락하지 않습니다.

미국은 50개 주 전체가 의료 면허를 자체적으로 부여합니다. 대체로 한 지역에서만 의료 행위를 하는 의사라면 별 문제가 되지 않습니다. (의사들 입장에서는 경쟁을 제한하는 수단이 되기도 합니다.) 그러나 코로나가 대유행병으로 번지자, 이러한 제도는 원격 진료를 막는 큰 걸림돌이 되었습니다. 예를 들어, 매사추세츠주에서 의료 면허를 취득한 의사가 보스턴에 머무르고 있다면, 이 의사는 몬태나주 보즈먼에 있는 환자를 온라인으로 진료할 수 없고 약도 처방해 줄 수 없습니다. 그래서 로는(여성 환자들을 위한 서비스가 추가된 후 회사명을 변경했습니다.) 이러한 면허 제한 문제를 해결하기 위해 미국 모든 주에 있는 의사를 채용하거나, 큰 비용과 시간을 들여서 의사들이 여러 주에서 의료 행위를 할 수 있는 다지역 의료 면허를 취득하도록 지원해야 했습니다. 게다가 의료 면허는 해마다 갱신해야 하므로 이 모든 과정을 매년 반복해야 합니다. 다지역 면허는 취득하는 과정이 워낙 번거로워서, 주 의료위원회 연합에 따르면 2018년에 미국 50개 주와 컬럼비아 특별구 전체에서 의료 행위가 가능한 면허를 소지한 의사는 14명에 불과할 정도입니다.

이런 상황이 금융 업무나 현금자동인출기(ATM)와 얼마나 큰 차이가 있는지 생각해 봅시다. 1990년대 초까지만 해도 미국에는 금융업을 지역 단위로만 운영할 수 있다는 규정이 있었습니다. 그래서 은행이 주 경계를 벗어나서 사업을 하려면 넘어야 할 산이 많았습니다. 가령 버지니아주에 있는 은행에서 발행한 ATM 카드는 텍사스주에서 사용할 수 없었습니다. 사람들의 이동성과 여행이 증가할수록 이는 소비자의 편리한 금융 업무를 가로막는 엄청난 걸림돌이 되었고, 1994년에 미 의회에서 『리글-닐 주간 은행업·지점 설치 효율법』이 통과되면서 처음으로 전국적인 은행 업무와 ATM 사용이 가능해졌습니다. ATM이 미국 국민 대다수의 일상 생활에 한 부분으로 자리를 잡고 제대로 쓰이게 된 건 그때부터입니다.

원격 의료에도 이와 같은 변화가 일어나야 합니다.

로와 같은 방식으로 원격 의료 서비스를 제공하려고 할 때 또 한 가지 걸림돌은 약사 면허였습니다. 약사 면허도 마찬가지로 각 주와 컬럼비아 특별구에서 제각기 발부하고 있습니다. 로가 미국 어디든 약을 보내려면 51개 지역마다 약사 면허 소지자를 확보해야 하며, 각 지역의 규제 기관 102곳과 FDA를 포함한 연방 기관과도 상대해야 합니다. 이 모든 과정에 큰 비용과 시간이 드는 건 당연한 일입니다. "의사가 의료 행위를 하려면 면허가 있어야 하고 약사도 면허가 있어야 한다는 법이 필요하다는 건 이해합니다." 레이타노의 말입니다. "하지만 어느 주에 살든 사람 몸은 다 같잖아요."

법이 소비자를 최우선으로 생각한다면, 운전면허를 어느 주에서 따든 상관 없는 것처럼 의료 면허도 전국에서 통용되도록 하는 것이 합리적입니다. 로와 같은 업체들뿐만 아니라 원격 의료의 발전과 소비자 중심 의료 서비스를 제공하려는 업체들의 원활한 사업을 위해서는 규정의 변화가 꼭 필요합니다. 규정이 변화하면 작은 시골 마을에 사는 사람들도 대도시의 우수한 의사들에게 건강 문제를 상담받을 수 있습니다. 경쟁이 시작되면 의료 서비스 가격은 낮아지고, 진료를 받느라 번거로운 절차를 거치지 않아도 된다면 더 많은 사람들이 원격 의료를 활용할 것이므로 조기에 건강문제를 발견해서 더 큰 병이 되지 않도록 예방할 확률도 높아집니다. 의사들은 온라인 상담으로도 충분히 해결할 수 있는 사소한 건강 문제를 일일이 환자와 직접 만나서 진료하지 않아도 되고, 그만큼 시간이 절약되므로 도움이 더 절실한 환자를 치료할 수 있는 시간이 늘어납니다.

코로나 대유행을 겪으면서 이러한 정책이 유용하다는 사실은 명확해졌습니다. 감염자가 폭증한 지역의 의사들과 병원들은 환자 수가 감당하기 힘들 정도로 늘어나자 먼저 온라인으로 진료를 받도록 조치했습니다. 원격 의료를 이용하는 환자들이 크게 늘자, 아직 코로나의 직격탄을 받지 않아 덜 분주한 지역의 의료 전문가를 감염 상황이 심각한 지역의 환자들과 연결해 주는 서비스가 마련되었습니다. 트럼프 행정부도 이 같은 현실을 반영해서 사상 처음으로 메디케어 보장 범위에 원격 진료 비용을 포함시켰습니다. 이 일로 기존 의료 체계가 얼마나 시대에 뒤떨어지는지가 여실히 드러났습니다. 더불어 코로나가 또다시 확산되거나 다른 대유행병이 찾아오기 전에 영구적인 제도 변화가 필요하다는 사실도 알게 되었습니다.

현행 의료 보건 정책은 디지털 기술과 이동성 증가, 사회적 관계망으로 대표되는 현 시대의 변화를 쫓아가지 못하고 있습니다. 대유행병에 대비하는 능력은 더 말할 것도 없습니다. 그런데도 이미 망가진 의료 체계를 정책이 오히려 보호하는 경우가 너무 빈번하게 일어나고 있습니다. 의료 서비스의 혁신을 위해 소비자 중심 건강지속(health assurance) 체계가 새롭게 구축되려면 정책도 혁신이 필요합니다.

이는 중요한 기회입니다. 기업가, 혁신가들도 변화 주체의 일부가 되어야 합니다. 정책과 규정을 파악하고, 정책 입안자들이 현 상황을 정확히 인지할 수 있도록 도와야 합니다.

사회는 나쁜 관행과 위험한 환경으로부터 시민을 안전하게 지키려고 합니다. 모두가 적절한 치료를 받을 수 있도록 보장해야 하고, 이런 노력의 범위에는 누구나 현대적인 소통 수단을 이용할 수 있도록 하는 것도 포함되어야 합니다. 가족 중에 환자나 노인이 있다고 해서 가정 경제 전체가 무너지지 않도록 막는 방안도 필요합니다.

미국의 의료 보건 정책은 지금까지 정치계가 떠올리지 못한 방식으로 진화해야만 합니다. "모두를 위한 메디케어"와 같은 포괄적인 방법은 해답이 아닐 뿐만 아니라 정치적으로 현실성이 없습니다. 지금 필요한 건 더 세부적인 방법입니다. 기술의 발전, 그리고 의료 산업 전체가 건강지속(health assurance) 방식으로 전환되고 있는 현 상황에 맞는 변화가 필요합니다.

* * *

의료 보건 정책과 규제는 거대한 늪에 비유할 수 있습니다. 『환자 보호 및 부담 적정 보험법』의 경우, 통과될 당시의 분량이 2,300쪽이었고 2016년까지 1만 6,000쪽 분량의 규정이 추가되었습니다. 이토록 잡초가 무성한 정책 속에서 길을 찾는 건 불가능한 일처럼 보입니다.

사실 지금까지 의료 보건 정책을 둘러싼 논쟁은 어떻게 해야 값비싼 치료비를 소비자들이 감당하도록 도울 수 있는지에 초점이 맞춰졌습니다. 이건 시작부터 잘못된 논쟁입니다. 정책 변화는 정책의 핵심인 설계의 원칙에서부터 시작되어야 합니다. 의료 체계가 스스로 쇄신할 수 있도록 허용하고, 소비자를 안전하게 지키고, 기초적인 수준의 의료 서비스를 누구나 받을 수 있도록 하는 방안을 찾는 데 중점을 둔 의료 정책이 필요합니다.

이 과정에는 기업가와 혁신가도 참여해야 합니다. 의료 전문가, 정책 전문가들과 함께 스타트업도 의료 산업의 변화를 주도해야 합니다. 의료 산업의 혁신은 "일단 빨리 움직이고 다 무너뜨린 다음 사과는 나중에 하는" 식으로는 불가능합니다. 의료는 단숨에 "무너뜨릴 수 있는" 산업이 아닙니다. 하지만 외부의 영향에 크게 취약해진 지금이야말로 변화의 가능성은 그 어느 때보다 활짝 열려 있습니다. 기업가들은 정책 입안자와 규제 기관, 의료 보건 전문가와 긴밀히 협력해서 의료 체계 전체를 바꿀 수 있는 이 기회를 반드시 붙잡아야 합니다.

목표는 소비자를 외면했던 지난 세기의 의료 체계 모형에서 벗어나 소비자를 가장 먼저 생각하는 건강지속(health assurance) 모형으로 전환하는 것일 것입니다. 건강지속(health assurance) 체계에 필요한 정책을 설계할 때 바탕이 되어야 하는 10가지 원칙을 다음과 같이 제안합니다.

1) 건강할수록 큰 보상으로

가장 좋은 의료 보건 정책은 의료 서비스를 이용할 일을 줄이는 정책입니다. 서두에서도 이야기했듯이, 우리 모두가 진심으로 바라는 건 가능한 한 건강하게 지내고 진료실과 병원에서 보내는 시간은 최대한 줄일 수 있는 삶일 것입니다. 코로나 사태가 잠잠해지고 전 세계가 복구를 위해 힘쓸 향후 2년 동안 건강한 삶을 영위하는 것에 대한 열망은 점차 커질 것입니다. 따라서 마치 전기 등의 에너지를 덜 쓸수록 보상이 있는 것처럼 의료 서비스에도 똑같이 적용되어야 할 것입니다.

기존 의료 산업은 의료 서비스를 이용하는 사람이 많을수록 의료 체계에 속한 모두가 더 큰 보상을 받을 수 있도록 설계되었습니다. 보험 회사는 진료 건수, 수술 건수, 엑스선 촬영 건수, 정맥 주사를 맞는 건수에 따라 돈을 지급하였습니다. 환자가 항상 건강하게 지낼 수 있도록 잘 보살펴서 병원에 찾아올 일이 없게 만드는 의사보다 실력이 형편없어서 환자가 늘 아프고 도움이 필요하도록 만드는 의사가 돈을 훨씬 많이 법니다. 기존 의료 체계에서는 아픈 사람이 많을수록 더 많은 사람이 큰 돈을 벌어들입니다. (예외적으로 코로나 사태가 절정에 이른 시기에는 병원들이 환자를 수용 가능한 수준을 넘어 치료비를 낼 형편이 안 되는 환자들까지 받느라 수익성 좋은 비응급수술이 불가능해졌고, 수천만 달러의 손해가 발생했습니다.)

이런 해묵은 방식이 유지되게 만드는 정책은 모두 비생산적입니다.

지난 10여 년 동안 서비스 건수로 돈을 버는 방식이 아닌 서비스 품질과 결과에 따라 돈을 버는 방식으로 바꾸는 의료 정책을 만들려는 노력은 있어 왔습니다. 의료 산업의 리더들도 대부분 그게 올바른 방향임을 알고 있습니다. 그러나 진전은 더뎠고, 사람들이 건강을 유지할 수 있도록 돕는 건강지속(health assurance) 서비스를 개발한 업체들은 타격을 입었습니다.

마인드스트롱(Mindstrong)도 그러한 서비스를 만든 업체들 중 한 곳이었습니다. 홈페이지 소개를 보면, "우리 기술은 건강 상태를 예측하도록 도와줍니다. 도움이 필요한 때를 알려 줍니다"라는 설명이 나와 있습니다. 마인드스트롱의 휴대전화 어플리케이션은 사용자가 글자를 타이핑하는 방식과 휴대전화 화면의 버튼을 누르는 방식, 다른 어플리케이션을 이용하는 방식을 지켜보고 분석해서 사용자의 인지 기능 저하가 의심되면 알려줍니다. 인지 기능 저하는 우울증의 전조 증상이거나 외상 후 스트레스 장애(PTSD)의 증상으로 나타날 가능성이 있다고 알려져 있습니다. 마인드스트롱은 사용자가 병원에 가야 할 만큼 상태가 심각해지기 전에 스스로 시도해 볼 수 있는 다양한 조치도 알려 줍니다. 가만히 내버려 두었다가 자해와 같은 사태가 벌어지고 나서야 치료를 시작하는 것보다 분명 훨씬 나은 전략입니다. 그런데도 현행 의료 체계에서는 이러한 서비스에 비용을 부담하거나 보상을 제공하지 않습니다. 즉, 보험 회사 청구 코드가 있는 의료 절차가 아니면 의료비를 청구할 수 없는 실정인데 중증 PTSD 발작이 일어난 환자가 병원으로 실려와서 치료를 받으면 그 비용은 지급됩니다. 이건 잘못된 일입니다.

의료 서비스를 쇄신해서 건강지속(health assurance) 체계를 수립하려면 의료 서비스 건마다 비용이 지급되는 방식은 축소하고 사람들이 건강하게 지내도록 돕는, "아프면 치료받는" 방식과 거리가 먼 업무와 제품, 서비스를 더 중요하게 여기는 의료 정책이 마련되어야 합니다.

2) 개방적인 혁신이 가능한 환경 조성

의료 체계는 오랫동안 의료 서비스 혁신에 커다란 걸림돌이 되었습니다. 자기공명영상(MRI) 기술, 로봇을 이용한 정밀 수술, 인공 인체 부위 등 기술은 의학을 거의 기적에 가까운 수준으로 발전시켰지만, 환자가 의료 서비스를 이용하고 이 체계와 상호작용하는 방식은 30년이라는 긴 세월 동안 변화가 없었습니다.

의료 서비스가 제공되는 방식과 소비되는 방식, 의료계 종사자가 일하는 방식을 비롯한 서비스 모형 전체를 바꿀 수 있는 기술은 계속 등장하고 있습니다. 그러나 의료 체계는 그러한 변화를 너무 쉽게 거부해 왔습니다. 다행스러운 건 이런 저항도 코로나 사태로 큰 타격을 입었다는 것입니다.

커뮤어는 애플의 iOS나 구글의 안드로이드 같은 어플리케이션 플랫폼을 의료 서비스에 맞게 만들겠다는 아이디어로 설립된 업체입니다.

이런 플랫폼이 생기면 누구나 이용할 수 있는 다양한 어플리케이션을 개발할 수 있고, 같은 플랫폼에 있는 어플리케이션끼리 데이터 이동도 가능해집니다. 우버 앱에서 GPS 위치 데이터를 이용하는 것이나 이메일로 진료 예약을 잡으면 휴대전화 달력에 그 내용이 자동으로 입력되는 것도 그러한 예시입니다.

　현재 의료 분야의 어플리케이션에는 이런 기능이 전혀 없습니다. 환자나 치료 결과, 그 밖에 의료 서비스와 관련된 모든 데이터는 대부분 의료 시스템 내부에 있거나 개별적으로 운영되는 전자 의무 기록 시스템 내부에만 저장됩니다. 특정 의료 시스템에서 쓸 수 있도록 개발된 앱은 다른 시스템에 적용된 기술과 호환되지 않는 경우가 많습니다. 개발자가 간단한 조정만으로 어떤 시스템에서든 이용할 수 있는 어플리케이션을 개발할 수는 있겠지만 혼자 힘으로는 불가능합니다. 이런 상황은 혁신을 지연시킵니다. 실제로 코로나 대유행 시기에 이런 문제로 인해 의사는 환자의 중요한 데이터를 확보하지 못했고 정부도 코로나와 관련된 의사 결정에 도움이 될 수 있는 인구군별 의료 데이터를 얻지 못했습니다. 국민의 생명을 위협하는 심각한 문제가 될 수도 있다는 의미입니다.

　혁신에 힘을 불어넣는 정책이 되려면, 의료 체계가 데이터를 혼자 끌어안고 있거나 접근을 차단하지 못하게 해야 합니다. 정책의 방향은 다른 모든 분야에서 소프트웨어를 자유자재로 활용하는 것처럼 의료 체계에서도 이용 가능하도록 개방성을 추구해야 합니다. 이미 그러한 방향으로 변화가 시작됐습니다. 오바마 대통령이 2016년에 최종 서명한 『21세기 치료 법』에는 소프트웨어의 상호 운용성을 높이고 더 많은 데이터가 공개되도록 하는 조항이 포함되어 있습니다. 로비스트, 과거에 머무르려는 이해관계자들은 지금도 일부 조항을 없애려고 합니다. 기업가, 혁신가들도 정책 입안자들, 의료 보건 전문가들과 협력하여 이들이 개방적인 혁신을 받아들이고 변화를 지원하는 법률이 강화되도록 도와야 합니다.

3) 건강 데이터를 관리할 권한은 소비자에게

데이터는 건강지속(health assurance) 체계의 연료라고 할 수 있습니다. 건강을 유지하고, 건강에 문제가 생길 가능성을 예측하고, "병들면 치료받는" 서비스에 들이는 돈과 시간은 줄어들도록 하려면 사용자의 건강 데이터가 꼭 필요합니다.

리봉고와 같은 의료 서비스 업체들은 사용자의 건강에 관한 새로운 종류의 데이터를 앞으로 점점 더 많이 수집하고 분석할 것입니다. 리봉고처럼 인공지능을 활용해서 데이터를 분석하여 사용자를 파악하는 업체들도 있고, 컬러와 23앤미처럼 유전체 분석 기술로 개개인의 DNA로부터 전례 없이 엄청난 양의 데이터를 얻고 있는 업체들도 있습니다. 이러한 데이터는 전부 서비스 사용자 개인의 소유여야 합니다. 2020년 3월에 이와 관련된 연방 규정도 발표됐습니다. 자신의 데이터가 어떻게 이용될 것인지는 사용자가 판단할 수 있어야 합니다. 즉 특정 어플리케이션이 자신의 데이터에 접근할 수 있도록 할 것인지, 새로 진료를 받게 된 의사에게 데이터를 보낼 것인지, 의학 연구 목적으로 데이터를 활용할 수 있도록 허용할 것인지를 사용자가 결정할 수 있어야 합니다. 이를 위해서는 개인정보를 강력히 보호하는 법률이 마련되어야 합니다.

　개인의 건강 기록은 클라우드 저장소에 보관하고, 의사는 비밀번호를 통해 필요한 데이터에 접근하도록 할 수 있습니다. 심장 전문의를 바꾸는 경우 비밀번호를 바꾸면 예전 의사는 데이터에 접근할 수 없습니다. 개인이 자신의 데이터를 안전하게 통제하지 못할 이유가 없어 보입니다.

　정책 입안자들도 대체로 이런 변화의 필요성을 알고 있습니다. 2010년에 미국 보훈부는 "블루 버튼" 사업을 시작했습니다. 기관 홈페이지에 게시된 설명을 보면, 각 환자가 화면의 파란색 버튼을 눌러 자신의 의료 기록을 다운로드 받을 수 있도록 만드는 것이 블루 버튼 사업의 목표입니다. 이듬해에는 미국 메디케어·메디케이드 서비스 센터(CMS)도 블루 버튼 사업을 시작했습니다. 데이터 조정 기능과 API 표준을 개선한 '블루 버튼 2.0'도 나왔습니다. 미국 보건복지부도 이런 흐름을 반영하여 최근 규정에 데이터에 관한 권한은 환자에게 있다는 내용을 명시했습니다.

　2020년 초까지도 의료 데이터를 다운로드할 수 있다는 사실은 많이 알려지지 않았고 이용률도 저조했지만, 변화가 시작됐다는 게 중요합니다. 건강지속(health assurance) 체계가 제대로 기능하기 위해서는 정책이 이러한 방향으로 계속 나아가야 합니다.

4) 필요한 정보를 얻을 수 있는 환자 권한 부여

　환자가 충분한 정보를 토대로 자신이 받을 치료를 선택할 수 있는 경우는 매우 드뭅니다. 의료 체계와 보험 업계는 가격과 치료 결과에 관한 정보를 내놓지 않습니다. 슬개골 치환 수술을 받는 경우, 미국 전역의 의료기관을 놓고 비용이나 서비스 품질을 비교해서 어디에서 수술을 받을지 선택하고 싶어도 그럴 수 있는 방법이 없습니다. 의사가 자신의 몸을 절개해서 여는 일인데도 얻을 수 있는 정보의 양과 깊이가 익스페디아(Expedia) 같은 웹 사이트에서 얻는 비행기 표 정보보다 훨씬 못해 보입니다.

현행 의료 서비스가 소비자를 먼저 생각하는 건강지속(health assurance) 체계로 바뀌려면, 일반적으로 소비자에게 주어지는 권한이 환자에게도 주어져야 합니다. 즉 누구에게나 가격이 투명하게 공개되어야 하고 소비자는 의사, 의원, 병원 등이 제공하는 의료 서비스의 품질에 관한 데이터도 얻을 수 있어야 합니다.

그렇다고 응급실에서 받는 애드빌(Advil)이 40달러구나, 하고 알 수 있도록 가격표를 게시하라는 소리가 아닙니다. 의료 정책에는 환자가 어떤 치료를 어떻게 받게 되는지, 의료비가 어디에 어떻게 들어가는지에 관한 정보를 제공해야 한다는 요건이 포함되어야 합니다. 슬관절치환 수술을 고려하고 있고 10킬로미터 마라톤이 취미라 수술 후에 경기에 나가고 싶다면 수술 받을 수 있는 병원마다 자기 부담금은 얼마인지, 수술 후 6개월 내로 마라톤을 다시 할 수 있게 될 확률은 얼마나 되는지, 합병증 발생률은 어느 정도인지, 그 병원과 외과의사에 대한 다른 환자들의 의견은 어떤지 궁금할 것입니다. 주방을 수리하려고 공사 업체를 선정할 때도 이 정도는 확인하는 것처럼 말이죠.

제퍼슨헬스는 커뮤어가 개발한 플랫폼을 통해 중계 서비스와 비슷한 방식으로 출산을 앞둔 임산부와 의료기관을 연결해 주는 서비스를 만들고 있습니다. 이 서비스를 통해 소비자는 일생에서 가장 중요한 일 중 하나가 될 출산을 도와줄 의료 전문가를 다른 의사나 보험 회사가 "추천"해서가 아닌 실제 성과와 다른 환자들의 의견, 제공되는 서비스를 토대로 직접 결정하는 권한을 갖게 됩니다.

5) 의료 서비스의 선택을 소비자에게

미국을 비롯한 많은 선진국은 전국민이 모든 의료 서비스를 동등하게 이용할 수 있도록 하는 정책을 선호합니다. (예를 들어 캐나다에서는 민간 의료 서비스가 불법으로 간주되며 모두 국가가 관리하는 체계를 통해서만 제공됩니다.) 맥도날드에서 햄버거를 만드는 사람이건 헤지 펀드로 억만장자가 된 사람이건 심장 수술이 필요하면 똑같이 최신 기술로 수술을 받고 입원해서 치료를 받을 수 있어야 한다고 보는 것입니다. 평등하고 이상적인 생각처럼 들리지만, 실상은 다릅니다.

모두가 양질의 의료 서비스를 이용할 수 있어야 하고, 이를 통해 건강하게 생활할 수 있어야 하며 의료비 때문에 파산 위기에 처하지 않는 환경이 조성되어야 하는 건 분명합니다. 몸이 아프면 능력 있는 의사와 만날 수 있어야 하고 건강을 유지하도록 도와주는 의료 서비스도 이용할 수 있어야 합니다. 필요하면 약도 처방받을 수 있어야 합니다. 그 외에도 모든 필요한 치료를 적절히 받을 수 있어야 합니다.

하지만 더 우수한 고급 서비스가 있다면 그 서비스를 택하고 비용을 부담할 여유가 되는 사람들도 있는데, 이런 사람들이 돈을 내고 싶어도 그럴 수 없도록 한다면 비싸고 새로운 치료법은 아무도 개발하려고 하지 않을 것입니다. 병원에 보험 보장 범위에 포함되지 않는 최고급 병실 같은 것도 따로 마련되지 않을 것입니다. 사회는 지금 당장 모두가 이용하진 못하더라도 기업가, 혁신가의 손에서 더 발전된 기술을 나오길 기대합니다. TV, 휴대전화, 유전자 염기서열 분석 기술 등 인류 역사에 등장한 기술들을 되짚어보면, 처음 발명됐을 때는 너무 비싸서 누구나 이용할 수는 없었지만 시간이 지나 생산 규모와 이용도가 확장되면서 대부분 처음보다 훨씬 저렴해졌습니다. 건강지속(health assurance) 체계로의 혁신이 더 신속하게 이루어지려면 우선은 돈이 많이 들더라도 획기적인 성과가 나올 수 있도록 독려해야 합니다. 가격은 나중에 더 많은 사람이 이용할 수 있는 수준으로 조정할 수 있습니다. 기술 전문가가 의료 분야에서 책임지고 해내야 하는 건 바로 이런 역할인 것입니다.

항공 산업을 떠올려 봅시다. 같은 비행기에 수많은 승객이 함께 타지만, 경제적으로 풍족한 일부 승객은 몇 배 더 비싼 돈을 내고 1등석을 선택합니다. 좌석 등급에 따라 승객은 각기 다른 경험을 하게 되지만 모두 같은 시각에 같은 목적지에 안전하게 도착합니다. 통신 서비스도 마찬가지입니다. 미국에서는 1934년에 원하면 누구나 전화선을 놓을 수 있도록 "보편적 서비스"를 보장하는 법이 마련되었습니다. 하지만 이 법으로는 통신 서비스 업체들이 인구 대다수는 감당하기 힘든 가격에 프리미엄 서비스를 제공하는 것을 막지 못했습니다. 장거리 전화나 휴대전화도 처음에는 그러한 고급 서비스로 등장했지만 나중에는 저렴해지고 더 많은 사람이 이용할 수 있게 되었습니다.

이와 비슷하게 보건 정책도 누구나 우수한 의료 서비스를 받을 수 있도록 보장하는 동시에 여유가 되는 사람들은 고급 서비스, 또는 그보다 더 특별한 서비스를 이용할 수 있도록 해야 합니다.

"모두를 위한 메디케어" 같은 방식으로는 모두 똑같이 형편없는 의료 서비스를 받게 될 뿐이라고 생각하는 이유도 여기에 있습니다. 반대로 규제를 대폭 없애야 한다는 정치적 견해를 주장하는 사람들도 있습니다. 그러나 지나친 탈규제는 극심한 양극화로 이어질 수 있습니다. 즉 부유층은 우수한 치료를 받고 건강하게 지낼 수 있지만 저소득층은 치료를 제대로 받지 못해 병드는 것입니다. 그러므로 모두를 위한 메디케어나 탈규제는 둘 다 좋은 해결책이 아닙니다. 바이러스는 계층과 상관없이 누구나 공격한다는 사실을 우리 모두 뼈저리게 깨달았습니다. 빈곤층이라는 이유로 건강을 지킬 수 있도록 보호하지 않는다면 결국 모두가 병들고 맙니다.

건강지속(health assurance) 체계가 확립되면 건강 유지에 드는 비용이 줄어듭니다. 건강지속(health assurance) 체계의 의료비는 "아프면 치료받는" 기존 체계의 의료비보다 적습니다.

하지만 그렇게 되려면 누구나 가장 기초적인 건강지속(health assurance) 서비스를 이용할 수 있도록 지원하는 정책이 마련되어야 합니다. 스마트폰이나 길가, 약국, 교회, 쉼터 등에 무인 안내기를 설치하고 이 기기를 통해 건강지속(health assurance) 서비스를 이용할 수 있도록 하는 등, 매일 24시간 온라인으로 언제든 의사에게 연락할 수 있는 원격 의료 어플리케이션을 누구나 무료로 이용할 수 있도록 하는 방안도 포함될 수 있을 것입니다. 의료 서비스를 넘어 성인 인구 전체가 인터넷 접속이 가능한 장치를 보유하도록 하는 정책을 마련할 수도 있습니다. 이런 정책이 생긴다면 교육과 사회복지 서비스 같은 다른 영역에서도 긍정적인 영향이 생길 가능성이 있습니다.

6) 안전성이 먼저, 유효성은 시장에서 평가

의약품, 의료기기, 치료법 등 의료 산업의 모든 제품과 서비스는 반드시 규제기관의 승인을 받고 일반에 제공되어야 합니다. 이건 좋은 일입니다. 알코올에 당밀을 섞어 통풍 치료제라고 팔던 사기꾼들이 판치던 시절로 돌아가고픈 사람은 아무도 없습니다.

새로 개발된 제품과 서비스는 규제기관이 정한 안전성과 효능 요건을 모두 충족해야 합니다. 즉 새로운 제품이나 서비스의 개발자는 제품이 대다수에게 해가 되지 않고(어떤 약이든 전체 인구 중 일부에는 부정적인 영향을 줄 수 있습니다.) 대다수에게 상당히 도움이 된다는(어떤 약도 모두에게 동일한 효과가 나타나지는 않습니다.) 사실을 증명해야 합니다. 그런데 이러한 요건이 새로운 발명이 출시되기까지 필요 이상으로 힘든 절차가 되기도 합니다. 건강지속(health assurance) 체계로의 혁신에도 방해가 되고, 코로나19 대유행과 같은 사태가 일어났을 때 새로운 의료 서비스를 신속히 활용해서 대응하는 데에도 걸림돌이 됩니다.

리봉고가 추진한 혁신에서도 안전성과 효능 요건을 모두 충족해야 하는 의료 정책이 큰 방해가 되었습니다. 리봉고는 무선 혈당 측정기와 어플리케이션, 서비스가 안전성 기준에 맞고 사용자에게 도움이 된다는 사실을 FDA의 전통적인 승인 절차에 따라 증명했는데, 유효성 요건을 입증하느라 정말 오랜 시간이 걸렸습니다. 시간 경과에 따른 사용자의 경험을 문서로 정리해서 제출해야 했기 때문입니다. 어쨌든 리봉고는 이 모든 과정을 거쳐서 제품과 서비스의 승인을 취득할 수 있었습니다.

현재 수천 명이 사용 중인 리봉고의 무선 디지털 기기는 더 업그레이드될 수 있고 소프트웨어 기능이나 서비스를 추가할 수도 있습니다. 하지만 그러려면 안전성과 시간 경과에 따른 사용자 경험을 또다시 증명해야 하므로 쉽지가 않습니다. 안전성 요건만 적용된다면 새로운 기능을 더 신속히 제공할 수 있을 것이고, 그런 다음에 유효성을 추적 조사하거나 사용자가 알아서 계속 사용할지 버릴지 선택하도록 할 수도 있을 것입니다. 유효성을 입증해야 하는 절차 때문에 사용자들에게 도움이 될 수 있는 기능의 도입이 지연되고 있습니다.

우리가 사용하는 스마트폰의 소프트웨어가 얼마나 자주 업데이트되는지, 이를 통해 다양한 기능이 얼마나 자주 추가되는지 생각해 보십시오. 사용자가 직접 다운로드하는 어플리케이션은 또 얼마나 많습니까? 써 보면 마음에 드는 것도 있고, 별로라서 삭제하는 것도 있습니다. 그렇게 해야 혁신이 신속하게 일어납니다.

규제기관이 안전성 요건을 완화해야 한다는 주장이 절대 아닙니다. 하지만 유효성 요건은 구글 검색과 소셜미디어, 각종 데이터가 넘치는 시대인 만큼 판매 전부터 유효한지를 입증하는 건 과거만큼 중요하지 않다고 생각합니다. 유용한지 아닌지는 써 보면 금방 알 수 있습니다. 건강지속(health assurance) 체계로 전환되어 인구 상당수가 자신의 건강에 관한 실시간 데이터를 보유하고 연구에도 활용할 수 있는(당연히 익명 처리 후에) 디지털 의료 기록이 구축되면 유효성은 더더욱 단시간에 판명 날 것입니다.

규제 기관은 건강지속(health assurance) 체계의 디지털 제품을 다른 기술 제품과 동일한 방식으로 다루어야 합니다. 즉 안전성을 확인하고, 얼마나 유익한지는 소비자가 판단하도록 해야 합니다.

7) 새로운 건강지속(health assurance) 체계로

미국에서만 규모가 4조 달러에 이르는 전통적인 의료 체계를 몽땅 무너뜨리고 건강지속(health assurance) 체계를 수립하자는 것이 아닙니다. 원래 있던 것들을 전부 없애자는 움직임도 아닙니다. 건강지속(health assurance) 체계가 들어서려면 오히려 현행 의료 보건 생태계와 공존해야 합니다.

건강지속(health assurance) 체계가 발전하기를 바란다면, 정책 입안자도 전통적인 의료 산업의 도움이 꼭 필요하다는 사실을 인지해야 합니다. 기존 의료 산업을 공고히 하는 정책들은 소비자에게 더 나은 건강지속(health assurance) 서비스를 제공하는 것을 더디게 할 것입니다. 이제 건강지속(health assurance) 체계로의 전환은 피할 수 없는 현실입니다. 그러므로 현 시점에서 가장 좋은 정책은 현행 의료 체계에서 일하는 사람들이 자진해서 혁신에 나서고 변화를 견딜 수 있도록 돕는 정책일 것입니다.

예를 들어 손실이 발생한 병원에 보조금을 지급하는 정책의 경우, 각 지역 사회에 병원들이 계속 운영될 수 있도록 도우려는 좋은 의도에서 출발했겠지만, 이는 20세기 진부한 의료 정책이 될 것입니다. 이런 보상은 물리적인 건물 안에서만 의료 서비스를 제공하는, 즉, 비용이 많이 드는 병원을 계속 유지하도록 할 것이며, 새로운 개념의 "주소가 필요 없는 병원"으로 전환하는 일은 없을 것입니다. 원격 진료가 가능해지면 먼저 온라인으로 의사와 만나서 진료받고 필요하면 가까운 병원이나 분야별로 특화된 전문 의료기관에서 치료를 받도록 할 수 있습니다. 또 다른 대유행병에 대비해, 평소에는 건물 대부분이 텅 비어 있을 만큼 큰 규모의 병원을 더 많이 짓는 건 우리 사회에 필요한 조치가 아닙니다. 우리에게 필요한 건 소프트웨어와 클라우드 컴퓨팅, 인공지능을 활용할 수 있는 유연하고 회복력이 우수한 의료 체계입니다. 그러한 의료 체계에서는 가상 환경에서 더 많은 환자를 치료할 수 있고, 더 많은 사람이 각자 집에서 회복하도록 도울 수 있으므로 귀중한 하드웨어와 전문가는 도움이 가장 필요한 환자에게 집중하도록 신속히 재배치할 수 있습니다. 언뜻 들으면 직관과 어긋나는 소리처럼 들릴 수 있지만, 코로나 사태는 무작정 병상을 늘릴 게 아니라 더 유연한 원격 의료 체계가 더 많이 필요하다는 교훈을 남겼습니다.

마찬가지로, 건강 보험 업계가 병원과 환자 사이에서 수익성 좋은 중계자 역할을 계속할 수 있도록 하는 정책도 필요합니다. 보험 회사가 가치 있는 데이터를 공급하거나 여러 건강지속(health assurance) 서비스를 통합해서 제공하는 역할을 하도록 정책이 지원해야 합니다. 또한 제약업계의 수익을 보호하는 정책이 아닌 소비자를 위해 가격과 제품의 가치로 투명하게 경쟁하도록 만드는 정책이 마련되어야 할 것입니다.

핵심은 건강지속(health assurance) 체계가 활활 타오를 수 있도록 불씨를 지피는 정책이 필요하다는 것입니다. 코로나19가 확산되던 시기에 일부 건강 보험 회사와 메디케어가 원격 의료 서비스를 지원하자 원격 의료가 폭발적으로 늘어났습니다. 이런 변화가 더욱 공고하게 자리를 잡아야 합니다.

전통적인 의료 보건 산업을 보호하려는 건 1980년대에 비디오 시대가 열렸을 때 영화 산업을 보호하려던 시도와 비슷합니다. 당시에 영화 업계는 가정에서 영화를 녹화하고 재생할 수 있게 되면 영화 산업이 다 무너질 거라고 생각했습니다. 그래서 변화를 막으려고 강력한 로비 활동을 벌였습니다. 영화 업계의 리더들은 가정용 비디오라는 혁신에 반대할 게 아니라 동참해야 영화 산업의 수익도 대폭 늘어난다는 사실을 간파하지 못했습니다. 현재 의료 보건 산업도 그와 비슷한 변곡점에 와 있습니다. 의료 산업이 건강지속(health assurance) 체계에 동참하도록 이끄는 정책이 마련된다면, 이 전환에 참여하려는 기존 체계의 실무자들에게 큰 도움이 될 것입니다.

8) 의료계 전문가, 근로자의 재배치와 유지

미국 의료 보건 산업에서 일하는 인력은 약 2,000만 명입니다. 코로나 위기가 닥쳤을 때 영웅처럼 활약한 이 인력들은 의료 체계가 전환된 후에도 계속 일할 수 있어야 합니다. 의료 산업의 직종은 대부분 향후 10년 내로 대대적으로 바뀌거나 사라질 것으로 전망되므로, 이에 대비한 정책이 마련되지 않으면 기존 체계가 붕괴된 후 수많은 가정과 경제가 큰 혼란을 겪을 것입니다.

인공지능과 다른 여러 기술의 도입으로 의사의 역할은 크게 바뀔 것으로 예상됩니다. 의과대학에 진학해 졸업장을 따고, 면허를 취득하고, 의사협회의 일원이 되는 수순으로 현재와 같은 체제가 유지되어 왔지만, 이제는 의사를 선별하고 교육하는 방식이 달라지도록 직접 나서야 할 때입니다. 건강지속(health assurance) 시대에는 현재 의과대학에서 별로 중요하게 여기지 않는 요건인 공감 능력과 소통 능력, 창의력이 뛰어난 의사가 필요합니다. 또한 새로운 시대에는 인공지능의 분석 기능을 잘 활용할 줄 아는 의사가 가장 우수한 인재가 될 것입니다.

앞으로는 병원이 더 이상 의료 생태계의 중심지 역할을 하지 않게 될 것이므로, 의사를 제외한 다른 의료 인력을 유지하려면 대대적인 재교육이 필요합니다. 원격 의료에 필요한 근로자, 환자 가정에 직접 찾아가는 의료진, 개개인의 유전 정보를 다루는 상담가, 예측된 건강 위험을 관리하는 담당자, 소비자 경험을 관리할 전문가, 인구집단별 건강을 관리할 전문가를 육성하는 교육이 반드시 필요합니다.

앞으로는 의료 서비스를 필요로 할 때 가장 먼저 연락하는 창구가 인공지능 기반 챗봇이 되는 경우가 많아질 것입니다. 그만큼 의사와 간호사, 약사, 그 밖에 의료 보건 전문가는 사람의 손길이 꼭 필요한 환자들에게 더 많은 시간을 할애할 수 있습니다. 소비자는 필요에 따라 의료 현장에서 사람의 손길을 받는 방식과 인공지능 증강현실 모두를 이용하는 방식으로 최상의 의료 서비스를 누릴 수 있습니다.

정책입안자가 이러한 전환이 의료 보건 전문가들에게는 불리한 변화라고 믿는다면, 현 상황을 주의 깊게 살펴보지 않은 것입니다. 미국 의료 분야의 가장 저명한 기관인 미국 의학한림원이 2019년에 실시한 조사에서 미국의 의사와 간호사 절반 가까이가 극심한 번아웃을 겪는 것으로 나타났습니다. 번아웃에 시달리면 정서적으로 피폐해지고 냉소적인 태도가 되며 자신이 하는 일에 열의도, 재미도 느끼지 못하고 자신이 돌보는 환자와 환자가 앓는 병에 무심해질 수 있습니다. 더 안타까운 사실은 번아웃을 겪는 사람은 우울증과 물질 남용, 자살률이 더 높다는 것입니다. 의사는 모든 직업을 통틀어 자살률이 가장 높은 직업입니다. 이 보고서에서는 의사들이 처음 의료를 직업으로 선택했을 때 꿈꾼 일, 즉 도움이 필요한 환자들을 도와주는 일을 제대로 하지 못하게 만드는 미국 의료 보건 체계의 무능함이 원인이라고 지적했습니다. 건강지속(health assurance) 체계로 전환되면 의사와 간호사가 가장 잘하는 일을 하지 못하게 가로막는 과도한 행정 업무와 기술적인 장애가 상당 부분 사라질 것입니다.

9) 인공지능보다 앞서갈 것

인공지능에는 건강과 의학을 변화시킬 엄청난 잠재력이 있습니다. 새로운 기술의 핵심은 의료 전문가가 더 깊은 공감 능력을 발휘할 수 있도록 도움을 주는 인공지능에 있을 것입니다. 그러나 새로 개발되는 강력한 기술이 모두 그렇듯 인공지능도 해가 될 수 있습니다. 그러므로 사후 대처가 아니라 그러한 위험이 발생할 가능성에 미리 대처할 수 있는 우수한 정책이 필요합니다.

산업계는 보통 인공지능 알고리즘을 활용해서 사업을 최적화합니다. 우버는 이 기술로 교통량이 많은 시간대에 운전자를 효율적으로 배치하고, 페이스북은 인공지능 알고리즘을 활용해서 사용자와 가장 관련성이 높은 게시물을 보여 줍니다. 아마존은 이 기술로 각 소비자에게 가장 적합한 시간대에 가장 알맞은 상품을 제안해서 구매율을 높입니다. 이렇듯 장점이 많은 기술이지만, 아직까지 '옳은' 일을 결정하거나 투명성을 평가하는 일에 대해서 인공지능 알고리즘만으로는 취약한 것 같습니다. 특정한 결정이 어떤 과정을 나왔는지 블랙박스와 같은 소프트웨어만으로는 판단할 수 없고 기업이 대놓고 악행을 저지르는지, 혹은 의도치 않게 부정을 저지르는지도 겉으로 드러난 정보만으로는 판단할 수 없습니다. 조직의 내부 운영을 관리하는 알고리즘은 결국 가장 편리하고, 효율적이고, 효과가 우수한 방안으로 짜이기 마련입니다. 심지어 사회적 분열을 증폭시키는 방법이더라도 그 요건을 충족하면 후한 점수를 받을 수 있습니다.

건강지속(health assurance) 체계가 인공지능을 활용해서 사람을 외모나 수입, 사는 곳에 따라 차별해서 치료한다면 반길 사람은 아무도 없을 것입니다. 의료에 쓰이는 인공지능 기술이 수익을 위해 환자를 위험에 빠뜨리는 건 더더욱 말할 것도 없습니다.

인공지능의 성능이 인공지능에 입력되는 데이터에 좌우된다는 점도 이 기술에 제기되는 또 한 가지 우려 사항입니다. 지금까지 의료 데이터는 대부분 개인의 건강과 관련된 정보보다는 의료비 청구나 치료 절차에 필요한 정보들로 구성되었습니다. 그러므로 규제기관은 알고리즘에만 신경 쓸 게 아니라 그러한 알고리즘에 어떤 데이터가 반영되었는지도 주목해야 합니다.

현재 인공지능 기술은 엄청난 속도로 발전하고 있으므로, 정책이나 규정이 일반적인 절차대로 마련된다면 늦장 대응이 될 수 있습니다. 한 가지 해결책은 소프트웨어 정의 규정을 채택해서 관리하는 것입니다. 이렇게 하면 규제기관의 공무원 여럿이 관리하는 것보다 더 정확히 소프트웨어 정의 산업을 모니터링할 수 있을 것입니다.

새로운 서비스가 등장하였을 때, 알고리즘이 "감시"해서 인간이 포착할 수 없는 세세한 부분과 패턴을 잡아낼 수 있어야 합니다. 예를 들어, 우버가 특정 지역을 서비스 지역에서 제외하거나 편향된 서비스를 제공하지 못하게 하려면, 택시 산업을 규제하는 교통 관련 기관이 그 목적에 맞는 알고리즘을 만들어서 그러한 행동이 나타나는지 파악하고 필요하면 자동으로 조치가 이루어지도록 해야 할 것입니다.

이러한 감시 알고리즘은 오픈 소스 소프트웨어, 즉 누구나 검토할 수 있는 개방형 소프트웨어로 만들 수 있습니다. 감시 알고리즘이 모니터링을 제대로 하고 있는지 소프트웨어 개발자들이 확인할 수 있도록 하면서, 기업 입장에서는 독점 소유한 알고리즘과 데이터를 기밀로 지킬 수 있는 방법일 것입니다. 그럼 소프트웨어 정의 규정은 어떻게 만들 수 있을까요? 규정은 규제기관에서 정하고, 기술 전문가가 그 규정을 이행할 소프트웨어를 만듭니다. 인공지능은 규정을 더 원만하게 이행되도록 다듬을 때 활용할 수 있을 것입니다.

너무 파격적인 개념으로 들릴 수 있지만, 위험을 감수하는 것보다는 추진해 볼 만한 가치가 있다고 생각합니다. 의료 서비스에 쓰일 인공지능을 관리할 정책이 마련되지 않는다면 재앙과 같은 결과가 초래될 수 있습니다. 그렇다고 현행 규정이 변화없이 정체된다면 새롭게 부상하는 산업을 질식시켜 버리고 말 것입니다.

건강지속(health assurance) 산업은 인공지능을 윤리적으로 활용하는 일에도 관심을 기울여야 할 것입니다. 그렇지 않으면 대중과 규제기관의 반발을 피할 수 없습니다. 인공지능은 신뢰할 수 있을 때만 제대로 활용할 수 있으며, 신뢰를 잃으면 건강지속(health assurance) 체계 전체가 흔들릴 수 있습니다.

10) '큰 것 한 방'으로 단번에 해결하려는 시도는 금물

마지막으로, 코로나 사태 이후 의료 서비스가 전략적 변곡점에 도달한 현 시점에도 정책은 꾸준히 바뀌고 진화해야 합니다. 모든 걸 포괄하는 대대적인 법률 하나로 다 해결하자는 제안이 많지만, 그런 방법은 더 이상 통하지 않을 것입니다. 현재 우리가 확신할 수 있는 건 앞으로도 상황이 계속해서 변할 것이라는 점뿐입니다. 그리고 이 변화는 대부분 누구도 예측할 수 없는 방향으로 흘러갈 것입니다. 건강지속 (health assurance) 체계를 움직이는 기술은 지금도 계속 진화하고 있습니다. 기술이 발전할수록 사람들은 새로운 사업 모형과 새로운 종류의 서비스를 떠올릴 것이고, 그 생각들이 실현될 것입니다. 그 결과 지금은 존재하지 않는 직업들이 생기고, 현 시점에서는 예측할 수 없는 문제도 생길 것입니다.

그러므로 최상의 정책이 되려면 건강지속(health assurance) 체계가 올바르게 구축될 수 있도록 지원하는 동시에 사람들을 안전하게 지키는 가드레일이 되어야 합니다. 그리고 기업가와 혁신가가 무능한 낡은 체계에서 벗어나 의료 산업을 발전시킬 수 있도록 해야 할 것입니다.

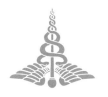

6

건강지속(health assurance) 체계에
부합하는 사업 설계

현재 세상은 소프트웨어를 중심으로 세상을 변화시키려는 실리콘밸리 기업가들의 사고방식, 그리고 의료 보건 분야 리더들의 경험과 공감 능력, 비전이 합쳐진 새로운 유형의 기업을 그 어느 때보다 필요로 합니다. 이 두 분야의 능력이 합쳐지면 "아프면 치료받는" 방식의 망가진 의료 체계를 새롭고 혁신적인 건강지속(health assurance) 체계로 바꿀 수 있습니다.

건강지속(health assurance) 시스템에서 등장할 기업은 현대 사회에 맞는 소비자 경험을 제공하는 의료 서비스를 만들고 국가의 의료비 총액을 낮출 수 있도록 실질적으로 기여해야 합니다. 또한 혁신적인 사업 모형과 투명한 가격 공개로 경제 활동의 합리성을 키워야 할 것입니다. 건강지속(health assurance) 기업은 개방적인 기술 표준, 사용자에게 공감하는 설계, 책임 있는 인공지능을 바탕으로 설립되어야 하며, 의료 인력의 역량을 강화하고 소비자가 자신의 건강을 스스로 관리할 수 있는 힘을 제공해야 할 것입니다.

이 책을 쓴 우리도 기술과 헬스케어 간의 협력을 꿈꾸며 건강지속 (health assurance) 체계를 표방하는 전문가입니다. 우리는 이 두 분야가 협력이 가능하다는 사실을 직접 경험하며 깨달았습니다. 헤먼트가 공동 창립한 커뮤어가 바로 그 주인공입니다. 커뮤어는 건강지속 (health assurance) 체계를 실현시키기 위해 설립된 회사입니다.

2016년, 헤먼트는 자신이 설립을 도왔던 리봉고가 실리콘밸리의 소프트웨어 업체만큼 빠르게 성장하는 과정을 지켜보았습니다. 그리고 제너럴 카탈리스트를 통해 또 다른 건강지속(health assurance) 업체의 설립과 번성을 지원하고 싶다고 생각했습니다. 이전부터 제너럴 카탈리스트는 우수한 공동 창업자를 발굴해서 새로운 사업이 싹트도록 돕는 일에 주력해 왔습니다. 몇 개월 후, 헤먼트는 '스트라이프(Stripe)'라는 결제 플랫폼의 해외 확장을 추진 중이던 디데 반 라모엔(Diede van Lamoen)과 함께 인도로 출장을 떠났습니다(스트라이프도 제너럴 카탈리스트가 투자한 업체들 중 하나입니다). 반 라모엔은 여러 나라의 다양한 규제 환경에서 스트라이프의 결제 플랫폼이 이용될 수 있도록 힘쓰고 있었고, 두 사람은 미국에서 병원을 개혁하는 일보다 다른 나라에 새로운 결제 플랫폼이 자리를 잡도록 만드는 일이 더 쉬운 것 같다고 농담 삼아 이야기했습니다.

함께 다니는 동안, 두 사람은 의료 서비스에 관해 여러 가지 이야기를 나누었습니다. 현행 전자 의무 기록 시스템의 주목적은 의료비 청구라서 환자의 건강이나 생활 방식에 관한 정보를 의사에게 제공하는 기능은 못 하고 있다는 이야기도 나왔습니다. 또한 전자 의무 기록이 저장된 응용프로그램끼리 서로 호환이 안 되고, 그 바람에 여러 데이터를 종합해서 환자의 상태를 전체적으로 파악하기가 힘든 실정이며 무엇보다 이 기술을 쓰려면 의사가 직접 정보를 입력해야 하므로 진료 중에도 환자에게 집중하는 게 아니라 컴퓨터 모니터 화면을 처다봐야 한다는 것이 최악이라는 의견도 나누었습니다. 헤먼트와 반 라모엔은 이런 근본적인 문제를 해결할 방법이 있는지 진지하게 생각해 보기로 했습니다.

미국으로 돌아온 두 사람은 여러 병원을 찾아 다니며 의사들이 일하는 현장을 살펴보았습니다. 존스홉킨스 대학교의 전 총장 빌 브로디 (Bill Brody)와 샌프란시스코 캘리포니아대학교 의과대학장이자 《디지털 의사(The Digital Doctor)》를 쓴 밥 와쳐(Bob Wachter) 등 여러 전문가들에게 자문을 구하기도 했습니다. 드롭박스(Dropbox)의 최고 기술책임자 퀸틴 클라크(Quentin Clark)는 두 사람이 구상한 새로운 의료 플랫폼의 클라우드 저장소 설계를 돕기로 했습니다. 데이터파워 (Datapower)의 공동 창립자인 유진 쿠즈네초프(Eugene Kuznetsov) 도 합류했습니다. 여럿이 뭉치기 시작하자 회사의 윤곽이 나타났고, 타이밍도 적절해 보였습니다. 의료 산업은 시대에 뒤떨어지는 소프트웨어에 시달리고, 의료진은 번아웃은 위기 수준에 이르렀습니다. 클라우드 컴퓨팅 기술이 의료 산업에 주목하고, FHIR(의료 정보의 신속한 상호운용 자원)가 데이터를 더 손쉽게 공유할 수 있는 표준으로 부상하고, 법률과 규정도 의료 산업의 혁신을 촉진하는 방향으로 서서히 바뀌고 있었습니다. 전 세계 기술 기업가들도 의료계 혁신에 관심을 쏟기 시작했습니다.

그러나 사업이 더 확실한 힘을 얻으려면 의료 산업의 파트너가 필요했습니다. 헤먼트와 쿠즈네초프는 2018년 봄에 라스베이거스에서 열린 한 의료 분야 콘퍼런스에서 만찬 행사를 열고 이 분야의 리더들을 초청해 의료계의 혁신과 변화를 논의하는 자리를 만들었습니다. 스티븐도 그 자리에 참석했습니다. 스티븐은 자신을 비롯해 의료계의 수많은 CEO가 처해 있는 역설적인 상황을 설명했습니다. 살아남기 위해 일단 단기적으로 사업의 덩치를 키우고 있지만, 이는 나중에 탈규모화를 통해 "주소가 필요 없는 의료 서비스", 즉 대형 병원이 병원에 오는 환자 치료에만 의존하지 않고 소비자들이 필요할 때 저렴하고 적절한 의료 서비스를 원격으로 제공하기 위한 발판이라는 내용이었습니다. 스티븐은 이런 일이 가능해지려면 기술이 필요한데 아직 그런 기술을 찾지 못했다고 이야기했습니다.

헤먼트는 기술 전문가들끼리 뭉쳐서 만든 의료 분야의 응용 프로그램이 대부분 성공하지 못했다는 사실을 잘 알고 있었습니다. 의료 산업은 개발자가 불쑥 끼어들어서 기존의 것들을 싹 갈아치우면 되는 자유 시장이 아닙니다. 의료 산업에 속한 사람들은 통념에서 벗어나려는 경우가 드물고 기술을 활용해서 업계 전체를 대대적으로 바꿔 보려는 과감한 시도도 거의 없었습니다. 그렇다면 남은 방법은 하나뿐이었습니다. 기술과 의료가 파트너가 되는 것이었습니다. 헤먼트는 스티븐에게 커뮤어의 설립에 동참해 달라고 부탁했습니다.

스티븐은 전력을 다해서 커뮤어의 설립에 꼭 필요한 화력을 불어넣었습니다. FHIR 표준 개발을 도왔던 보스턴 아동병원의 경영진 중 한 사람도 커뮤어의 새로운 파트너로 합류했습니다.

커뮤어는 어떤 회사일까요? [회사명은 "Community(공동체)"와 "care(의료 서비스)"를 합쳐서 만들었습니다.] 커뮤어는 의료 산업에 필요한 응용 프로그램을 제공하고 각 프로그램의 데이터를 연계하는 플랫폼입니다. 즉 환자의 진료 기록과 엑스선 검사 결과, 각종 분석 검사 결과와 같은 전통적인 의료 데이터에 리봉고나 마인드스트롱처럼 소비자가 직접 이용하는 응용 프로그램으로 수집되는 새로운 종류의 데이터를 추가하고 여기에 체력 관리나 수면 관리 프로그램의 데이터까지 더해서 의사나 의료 서비스를 제공하는 모든 사람이 환자의 상태를 전체적으로 파악할 수 있도록 합니다. 인공지능에 이 모든 데이터를 제공하면 지속적인 학습을 통해 환자에게 뇌졸중 증상 등 건강 문제가 포착되면 사전에 조치할 수 있는 방법을 제안해서 더 심각한 상황을 막을 수 있습니다.

이와 같이 데이터의 흐름이 자동화되면 의사들은 데이터를 직접 입력해야 하는 부담에서 벗어나 고도의 기술을 갖춘 전문가로서 환자에게 더 공감하는 의사로 역할을 다하는 데 더 많은 시간을 쓸 수 있습니다. 이처럼 기술이 더 인간적인 의료 서비스로 만드는 데 보탬이 될 수 있습니다.

커뮤어는 과거의 실수와 혁신을 교훈 삼아 기존과는 다른 방식으로 설립된 회사입니다. 앞으로 생겨날 의료 기술 업체는 모두 이와 같은 통합 방식을 택해야 할 것입니다. 우리는 리봉고나 로, 컬러, 마인드스트롱과 같은 스타트업이 수천 개 생겨나서 건강지속(health assurance) 산업을 일으키기를 바랍니다. 더불어 수십 억 달러 규모의 대형 업체도 수십 곳 이상 생겨나기를 진심으로 소망합니다.

그래서 이번 장의 나머지 부분은 건강지속(health assurance) 회사의 설계와 이제 막 시작된 이 새로운 산업에 나타날 것으로 전망되는 기회를 설명하고자 합니다.

* * *

구체적인 혁신이나 진출하고자 하는 세부 시장과 상관없이, 건강지속(health assurance) 사업에서 영향력 있고 책임을 다하는 회사가 되려면 몇 가지 설계 원칙을 지키는 것이 중요합니다. 우리가 제안하는 건강지속(health assurance) 사업의 원칙은 다음과 같습니다.

가장 중요한 건 공감이다

메리엄 웹스터 사전에 나와 있는 공감의 정의는 다음과 같습니다. "과거나 현재에 알게 된 다른 사람의 감정, 생각, 경험을 서로 객관적으로 명확히 소통하지 않아도 이해하고, 인지하고, 감지하고, 간접적으로 경험하는 행위" 기술 산업과 의료 산업 어느 쪽에서도 이런 특징은 찾을 수 없다는 사실이 희한하기도 하고 서글프기도 합니다.

2010년대에 기술 산업의 관심은 멋진 것을 만들거나 기존의 것을 "무너뜨려서" 돈을 버는 일에 쏠려 있었습니다. 초창기에 우버가 드러낸 신랄한 태도나 페이스북의 무례함, 위워크(WeWork)의 오만함은 모두 이런 분위기에서 나왔습니다. 의료 산업은 아픈 사람들을 돕고 싶은 마음으로 뛰어든 수많은 사람들이 의료계가 효율성과 절차를 지나치게 중시하며 기술 산업처럼 돈 되는 일이 우선시된다는 사실을 깨달았습니다. 이런 분위기는 젊은 의사들이 열정과 이상주의를 잃어버리는 원인이 될 수 있습니다.

이제 이 같은 상황은 중단되어야 합니다. 의료 서비스를 제대로 쇄신할 수 있는 유일한 기술은 공감을 최우선으로 여기는 기술입니다.

지금 사용되고 있는 전자 의무 기록 시스템은 의사와 환자의 공감을 키우는 역할보다는 효율성을 높이고 진료비 청구가 수월해지도록 설계되었습니다. 시계나 그 밖에 몸에 착용하는 각종 기기로 개인의 활력 징후를 추적하는 건 멋진 기술이지만, 그 기술만으로는 한 사람을 다 파악할 수도 없고 개개인이 필요로 하는 게 무엇인지도 다 알 수 없습니다.

인공지능의 놀라운 장점은 개개인을 파악하는 기능을 대규모로 키울 수 있다는 것입니다. 따라서 과거에 주치의가 제공하던 서비스의 일부를 누구나 저렴한 비용으로 이용할 수 있습니다. 리봉고도 그러한 원칙으로 만들어진 회사입니다. 당뇨병 환자 한 사람 한 사람의 고유한 질병 상태를 파악하고 각자의 생활 방식에 맞게 병을 관리할 수 있도록 돕는 기술을 개발하는 것이 리봉고의 설립 목표입니다. 커뮤어도 마찬가지로, 인공지능을 활용해서 의료 전문가들이 자신이 치료하는 환자의 정보를 심층적으로 얻도록 지원하는 동시에 의료 기록을 일일이 입력하는 따분한 업무에서 벗어나 환자의 말에 더 귀 기울이고 인간적으로 환자에게 다가가는데 더 많은 시간을 쓸 수 있도록 한다는 것이 설립 취지입니다.

이 분야의 기업가, 혁신가는 공감을 없앨 게 아니라 더 키울 수 있는 방법을 찾아야 합니다. 새로 개발할 제품이 사용자가 보살핌을 받고 있다는 기분을 느끼는 데 얼마나 기여할 수 있는지, 의료 전문가에게는 환자를 돌보고 환자와 소통하는 일에 얼마나 도움이 될지 생각해야 합니다. 그러려면 기업가와 혁신가에게도 공감 능력이 필요합니다. 새로운 사업으로 영향을 받게 될 소비자와 환자가 어떻게 느낄지를 간접적으로 경험할 수 있어야 합니다.

무너뜨리지 말고 파트너가 되라

2010년대 말부터 "신속히 움직이고 다 때려 부수는" 문화는 실리콘밸리에서 점점 환영받지 못하기 시작했습니다. 그 전까지 기술 산업은 나중에 어떤 결과가 나올지 생각하지 않고 대상이 소매점이든 언론이든 상당한 가치가 있는 것들을 "부수는" 일에 매진했습니다. 의료 서비스에 그런 식으로 접근한다면 훨씬 위험한 결과가 초래될 수 있습니다.

업체 헤이븐의 사례를 살펴보면 절대 해서는 안 되는 시도가 무엇인지 알 수 있습니다. 아마존과 버크셔 헤서웨이, JP 모건 체이스의 합작 벤처로 설립된 헤이븐은 세 업체의 근로자와 가족 약 200만 명에게 들어가는 직장 의료 보험 비용을 줄이고 의료 서비스를 개선한다는 목표로 설립되었습니다. 그리고 이 목표 달성을 위해 기술에 크게 의존했습니다. 세 업체의 자체 평가로는 헤이븐이 거둔 성과가 훌륭하였지만, 의료 체계의 관점에서는 의료 시장에서 건강 보험이 있는(따라서 수익성 좋은) 환자를 몰아내고 건강 보험이 없는 환자에게 제공되는 서비스의 비율을 높이는 효과를 가져와 한정된 자원이 소진되고 서비스 품질은 떨어지는 등 악영향이 농후하였습니다.

의료 산업의 새로운 기술은 기존 체계와 맞서는 게 아니라 개선을 목표로 삼아야 합니다. 현행 의료 체계가 이미 망가졌다는 것은 모두가 동의하는 사실이고, 기술 산업과 의료 산업은 이런 체계를 혁신할 수 있도록 힘을 합쳐서 "아프면 치료받는" 방식과 의료 서비스 건마다 의료비가 부과되던 방식이 지배하던 시대가 막을 내리도록 해야 합니다. 그리고 사람들이 건강을 유지해서 병원과 진료실에 올 일이 없도록 돕는 일을 우선시하는 건강지속(health assurance) 체계가 그 자리를 대신하도록 만들어야 합니다.

이 목표를 달성하려면 제대로 된 팀이 필요합니다. 의료 산업에서 좋은 기회를 찾던 사업가가 기술 전문가와 경영대학원 출신 인사들로 경영진을 꾸리고 의사 한 명 정도를 포함시키는 식으로는 반드시 문제가 생깁니다. 마찬가지로 의료 산업의 경영자가 소프트웨어 개발자 몇 명을 채용해서 업무 효율을 높일 기술을 개발하라고 지시한다면 좋은 결과를 얻을 수 없습니다. 건강지속(health assurance) 회사가 성공하기 위해서는 기술 분야와 의료 분야가 균형을 이루도록 경영진을 꾸리고 의료 보건 정책 전문가도 포함시켜야 합니다.

'시장 주도'의 의미를 다시 생각해야 한다

실리콘밸리에서는 디지털 시장에서 승자가 독식하는 것을 원칙으로 여깁니다. 실제로 검색 엔진이나 소셜 네트워크, 온라인 소매업 등 분야마다 대표적인 업체 한 곳이 시장 전체를 지배하고 있습니다. 창업자들은 시장에서 살아남을 극소수의 제품을 개발하는 일부터 사업 규모 확대, 채용, 엄청난 규모의 투자를 유치하는 일까지 늘 치열한 경쟁을 벌입니다. 그러나 과도한 경쟁은 경영 실책을 낳고 사람들에게 해가 되는 제품이나 비정상적인 일터 문화가 등장하는 원인이 될 수 있습니다.

의료 서비스 분야에서 승자가 독식한다는 사고방식은 불필요하고 위험합니다.

왜 불필요할까요? 미국 국민이 2020년에 의료비로 지출할 금액은 약 4조 달러로 예상됩니다. 이 돈을 단 한 명의 승자가 독식할 수는 없습니다. 여러 조각으로 쪼개진다고 해도 여전히 엄청난 규모입니다. 리봉고의 시장인 당뇨병을 예로 들어보겠습니다. 미국 당뇨병학회에 따르면 2018년에 미국의 당뇨병 관련 지출액은 3,270억 달러였습니다. 이 정도 규모라면 여러 기업이 함께 승리하고 다양한 접근 방식이 충분히 나올 수 있지 않을까요? 정신 건강 분야도 마찬가지입니다. 미국 정부는 2020년에 정신 건강 관련 지출액이 2,380억 달러에 이를 것으로 추정하였습니다. 이 정도 규모면 의료 서비스를 다양한 방식으로 재편할 기회가 충분히 있습니다.

그럼 승자가 독식한다는 사고방식이 위험한 이유는 무엇일까요? 어찌 보면 이는 자명한 사실입니다. 검색 엔진이나 소셜 네트워크, 소매업과 달리 의료 산업은 사람의 목숨이 달린 일입니다. 사람들에게 해가 되는 의료 상품이 등장한다면 결과는 끔찍할 것입니다. 건강지속(health assurance) 체계로 전환하려는 움직임 전체에 엄청난 악영향을 줄 수 있습니다. 의료 보건 산업과 대중, 정책 입안자는 작은 비극에도 새로운 기술과 혁신에 등을 돌릴 수 있습니다.

경쟁에 심취해서 무조건 다 무찌르고 사업을 키우려고 서두르면 안 됩니다. 지향점과 책임감을 갖고 사업을 차근차근 만들어 나가야 할 것입니다.

효율성이 1순위가 되어서는 안 된다

아프면 치료받는 방식의 기존 의료 체계를 더 효율적으로 만드는 것은 건강지속(health assurance) 체계와 맞지 않습니다. 건강지속(health assurance) 체계는 의료 서비스를 새롭게 만들어서 사람들이 더 이상 그런 방식으로 치료받지 않아도 될 만큼 건강을 최대한 유지하도록 돕는 것입니다.

그러므로 효율적인 제품이 아니라 효과적인 제품을 만들어야 합니다. 처음에는 간단한 문제를 해결하는 일에 주력하십시오. 그게 잘되면 더 큰 문제를 해결할 수 있는 권한이 생깁니다. 사람들이 더 건강하게 살아가는 데 도움이 된다는 사실이 알려지면 신뢰를 얻고 데이터도 얻을 수 있습니다. 그 데이터를 활용해서 사람들이 신뢰할 수 있는 인공지능 기술 회사로 발전시키면 됩니다.

이 과정은 절대 서두르면 안 됩니다. 사람들에게 도움을 주지 못하는 사업은 효율성이 아무리 우수해도 살아남지 못합니다. '책임감 있는 사업'의 원칙은 아무리 강조해도 지나치지 않습니다.

시장의 세부 구조마다 가진 특징에 주목하라

의료 서비스는 한 덩어리로 된 거대한 공격 대상이 아닙니다. 무수한 작은 부분들로 구성되고, 그 부분마다 필요한 것이 제각기 다릅니다. 건강지속(health assurance) 사업은 부분들마다 특화된 방식으로 도움을 줄 수 있습니다. 현명한 창업자라면 노인 환자와 소아 환자에게 필요한 것이 다르다는 사실을 금방 알아차릴 것입니다. 발기부전을 겪고 있는 50세 남성과 폐경기가 시작된 50세 여성의 관심사도 분명 다릅니다.

시장의 세분화를 새로운 관점으로 볼 수 있어야 건강지속(health assurance) 사업을 현명하게 시작할 수 있습니다. 의료계에서는 오래전부터 모든 환자가 일단 일차 의료기관으로 몰렸습니다. 환자 개개인의 건강 상태와 상관없이 같은 의사가 환자의 다양한 건강 관리를 도맡는 방식이 당연하다고 여겼습니다. 하지만 치료는 환자의 건강에 가장 큰 영향을 주는 구체적인 요소를 중심으로 체계화되어야 합니다. 당뇨병 환자, 임산부, 치매를 앓는 노인 등 여러 갈래로 세분된 새로운 일차 의료가 필요하다는 의미입니다. 저소득층처럼 의료 서비스를 이용하기 힘든 사람들에게 더 나은 서비스를 제공할 수 있는 방안도 함께 고려해야 합니다. 앞서 소개한 업체 세서미의 경우 MRI 검사나 물리치료 같은 서비스에 할인 혜택을 제공하는 전략으로 틈새 시장을 찾았습니다.

건강지속(health assurance) 서비스는 반드시 소비자 개개인을 가장 중시하고 현행 의료 체계에서는 불가능한 단순하고 간소한 방식으로 치료를 제공하는 맞춤형 건강 지킴이가 되어야 합니다.

의료 서비스는 이용도가 낮을수록 큰 성공이다

건강지속(health assurance)의 핵심은 의료 서비스의 최소화입니다. 자신이 앓고 있는 질병이나 건강을 지키는 방법을 계속 신경 쓰면서 살고 싶은 사람은 아무도 없습니다. 기술 전문가들은 성공을 클릭 수나 사람들이 시선을 주는 횟수, 사용자가 특정 사이트에 머무르는 시간으로만 평가하는 경우가 많지만, 건강지속(health assurance)에서는 그러한 기준을 버려야 합니다.

건강지속(health assurance) 체계에서는 사람들이 사용 중이라는 사실을 거의 잊고 지낼 수 있는 제품일수록 우수한 제품이 될 것입니다. 혁신은 환자의 부담을 최대한 없애는 방향으로 이루어져야 합니다.

의료 전문가들에게 이와 같은 혁신이 필요합니다. 2010년대에 개발된 전자 의무 기록 기술은 의사와 간호사가 환자에게 쏟아야 할 시간을 더 많이 빼앗아가는 큰 죄를 저질렀습니다. 의사와 환자의 관계를 보존하기 위해 데이터 입력 담당자를 따로 채용하는 의료기관이 계속 늘고 있다는 사실에 주목할 필요가 있습니다. 진료실에 환자가 와 있는데 의사가 모니터에서 눈을 떼지 못하고 정보를 입력하느라 분주해서는 안 됩니다. 의사가 기록을 남기는 일에 집중하지 않아도 되는 기술이 생긴다면 건강지속(health assurance) 체계에서 큰 성공을 거둘 수 있을 것입니다.

의료비를 내는 사람, 혜택을 받는 사람, 의사결정자가 모두 같아야 한다

미국의 의료 체계가 무너진 중요한 이유 중 하나는 돈 내는 사람(대부분 건강 보험 회사)과 의료 서비스를 받는 사람(환자), 치료에 관한 결정을 하는 사람(의사)이 제각기 다르기 때문입니다. 이 문제는 기술이나 기업가의 능력만으로 해결될 수 없으며, 현명한 정책이 뒷받침되어야 합니다.

그렇더라도, 기업가, 혁신가는 어떻게 해야 세 갈래로 나뉜 주체를 하나로 만들 수 있는지 함께 고민해야 합니다. 포워드처럼 일차 의료를 구독형 서비스로 제공하는 업체들은 나름의 해결책을 찾은 것으로 보입니다. 구독 서비스를 제공하면 보통 보험사가 아닌 소비자가 서비스의 비용을 지불하므로, 각자 원하는 금액 범위에 맞는 의료 서비스를 스스로 결정할 수 있습니다. 이러한 구독형 서비스는 의료 서비스 제공자가 최대한 건강하게 지내고 싶은 소비자들에게 맞춰서 서비스를 조정하게 만드는 효과가 있습니다. 또한 이전처럼 의료 서비스 건수가 많을수록 돈을 버는 방식이 아니므로 소비자가 의료 서비스를 덜 이용할수록 유리해집니다. 결국 고객이 의료기관에 올 일이 없게 만드는 가장 좋은 방법은 고객이 건강해지는 것입니다.

이처럼 더 많은 업체가 의료 서비스 비용을 부담하는 사람과 서비스의 혜택을 받는 사람, 의사 결정자가 동일한 이 모형이 효과적이라는 사실을 입증하게 되면 건강지속(health assurance) 체계를 이용하려는 소비자가 늘어날 것이고 정책 입안자들도 이 체계가 더 번창할 수 있도록 정책의 변화를 고려하게 될 것입니다.

회복력을 키워라

2020년 4월, 전 세계에서 코로나가 가장 맹위를 떨친 뉴욕시에서는 병원마다 밀려드는 환자를 대처할 준비가 전혀 되어 있지 않았다는 사실이 여실히 드러났습니다. 앤드루 쿠오모(Andrew Cuomo) 뉴욕 주지사는 TV 프로그램에 출연해서 코로나바이러스 감염자가 확산되는 기간에는 주와 국가 전체가 감염이 집중적으로 발생한 지역으로 필요한 자원을 보낼 수 있어야 한다고 설명했습니다. 그는 뉴욕은 의료 보건 전문가와 산소호흡기를 포함한 각종 장비가 대규모로 시급히 필요하며, 뉴욕의 상황이 몇 주 내로 진정되고 시카고나 댈러스 등 다른 지역에 대규모 감염이 발생한다면 인력과 장비를 그곳으로 다시 옮길 수 있어야 한다고 덧붙였습니다.

이처럼 의료 보건 분야에서 특정 상황에 대응할 수 있는 자원 공유 전략이 한 번도 마련된 적이 없어서 주지사가 이런 제안을 해야 했다는 건 정말 부끄러운 일입니다. 전통적인 의료 체계는 회복력도 없고 유연하지도 않았습니다. 하지만 이제는 반드시 그러한 요건을 갖추어야 합니다. 소프트웨어를 더 많이 활용하고, 더 많은 사람들이 집에서 치료받을 수 있도록 하고, 서비스 범위를 주나 국가 경계 내로 제한하는 걸림돌이 사라진다면 가능한 일입니다. 의료의 새로운 시대에는 이처럼 유연한 의료 서비스를 제공할 수 있는 업체가 중요한 역할을 하게 될 것입니다.

이 책을 읽고 새로운 의료 체계에 맞게 어떤 회사를 세워야 할지, 또는 어떤 제품을 개발하면 좋을지 고민을 시작한 야심 찬 사업가들에게 해 주고 싶은 말은 가능성은 사실상 무궁무진하다는 것입니다. 아이폰이 등장한 후 우버나 샤잠(Shazam) 같은 어플리케이션이 나타나 누구도 상상하지 못했던 세상을 열었습니다. 아이폰이 없던 시대에는 생각조차 하지 못했던 일입니다. 의료 산업에서도 혁신적인 제품 하나에서 새로운 가능성이 줄줄이 이어질 수 있으므로 앞으로 얼마나 다양한 제품이 등장할지는 상상만 해도 즐겁습니다.

건강지속(health assurance) 체계에 무엇이 꼭 필요할지, 새로운 업체나 상품을 개발하고자 할 때 고려해야 할 사항은 어떤 것이 있을지 정리해 보았습니다.

시장 세분화와 표적 시장 선정

소비재 산업에서는 사람들이 남들에게 비춰지기 바라는 모습이 무엇인지를 간파하고 거기에 알맞은 제품을 개발하는 능력이 뛰어납니다. 자동차 업계에서는 자녀를 축구장에 데려다주고 데려올 일이 많은 엄마들을 위해 미니밴을, 도심에 사는 사람들을 위해 경차를 만듭니다. 의류 업계에서는 섹시한 매력에 관심이 많은 여성들을 위한 빅토리아 시크릿(Victoria) 같은 브랜드도 있지만 고스족 로커의 분위기를 한껏 풍기고 싶은 십대 청소년을 위한 '핫 토픽(Hot Topic)'이라는 브랜드도 있습니다.

건강지속(health assurance) 체계에도 이와 같은 세분화가 필요합니다. 자녀를 키우는 젊은 엄마들, 할머니들, 병원과 멀리 떨어진 시골마을에 사는 사람들, 다양한 만성질환을 앓는 환자들, 중독을 이겨 내려고 노력 중인 사람들, 기량을 최대한 끌어올리려는 운동선수는 저마다 꼭 맞는 서비스가 필요합니다. 사실 이러한 세분화는 이미 어느 정도 시작되었습니다. 각각의 영역에서 승리를 거머쥔 업체나 서비스가 곧 두각을 나타낼 것입니다.

건강지속(health assurance) 체계의 기업가는 사업하려는 대상이 어떤 집단인지부터 이해해야 합니다. 그리고 치료가 아니라 공감과 건강에 중점을 두어야 합니다. 집단별로 자신의 건강을 크게 신경 쓰며 살지 않아도 건강하게 지낼 수 있도록 도와주는 제품이 가장 큰 성공을 거둘 것입니다.

분석 플랫폼

건강지속(health assurance) 체계의 핵심은 데이터입니다. 응용 프로그램과 플랫폼이 많아질수록 건강과 소비자 시장, 생활 방식에 관한 데이터의 양도 엄청나게 늘어날 것입니다. 의료 전문가와 의료 서비스 제공 기관, 연구자들은 이 데이터에서 새로운 통찰을 얻을 수 있습니다. 이러한 데이터를 분석하면 상상하기도 힘든 놀라운 혁신이 가능해지고 의사는 환자 개개인을 더 전체적으로 이해할 수 있게 됩니다.

하지만 그렇게 되려면 먼저 데이터를 통합하고 분석할 수 있어야 합니다. 분석 플랫폼은 가능성이 활짝 열려 있는 분야입니다.

"영업 지원" 기술

헤먼트는 업체 스트라이프가 설립될 때 초창기부터 투자를 결정했습니다. 스타트업의 결제와 다른 금융 기능을 자동화해서 업무 부담을 덜어주는 이런 업체가 꼭 필요하다고 판단했기 때문입니다. 건강지속(health assurance) 체계에서도 의료 산업에 특화된 그와 같은 금융 서비스가 더 많이 필요해질 것으로 전망됩니다. 건강 관련 지출이 지금과 같이 연간 4조 달러 수준으로 유지된다면 거래 금액이 얼마나 엄청날지 짐작할 수 있습니다.

그러므로 결제를 처리할 업체나 그와 비슷한 기능을 담당할 수준의 기술이 필요할 것으로 전망됩니다. 또한 의료 산업은 규제가 엄격하므로 관련 규정의 준수와 관리 절차를 자동화할 수 있는 업체도 필요할 것입니다.

"직접 지불" 방식의 의료 서비스

건강지속(health assurance) 체계가 확립되면 의료 서비스는 건강 보험과 더 멀어질 것입니다. 사람들이 자진해서 건강 보험에 가입하지 않거나 개인 또는 사업장이 경제적으로 더 이상 건강 보험을 유지할 수 없는 상황이 되어 보험이 없는 사람들이 계속 늘어날 수 있습니다. 현금 지불 방식, 즉 소비자가 의료비를 직접 알아서 부담하는 방식의 의료 서비스 산업이 생겨날 것으로 예상됩니다.

직접 지불 방식의 의료 서비스는 전통적인 의료 서비스와 확연히 다른 모습일 것입니다. 오히려 일반 소비재 업체들과 비슷한 면이 많을 것으로 전망됩니다. 이들이 제공하는 서비스는 가격이 투명하고 합리적이며 서비스에 대한 평가와 사용자 후기도 볼 수 있을 것입니다. 또한 할인이나 특별 가격 행사 등 기존 의료 서비스 산업에서는 생소한 혜택이 제공될 것으로 보입니다. 세서미는 건강지속(health assurance) 체계에서 이 같은 직접 지불 방식의 의료 서비스를 선도하고 있습니다. 세서미에서는 식료품점에서 시리얼 할인 쿠폰을 제공하는 것과 같은 방식으로 의료 서비스를 할인된 가격으로 제공합니다.

자가보험 관리 서비스

경제적 구조가 잘못된 현행 건강 보험 대신 건강지속(health assurance) 체계가 확립되면 자가보험, 즉 근로자의 의료비를 보험사를 통하지 않고 직접 지불하는 사업장과 기관이 늘어날 것입니다. 이러한 업체와 기관이 자가보험을 운영하려면 지금은 존재하지 않는 기술 서비스가 필요할 것입니다.

자가보험의 막대한 비용과 복잡한 절차를 사업장이 관리할 수 있도록 도와주는 서비스가 생긴다면 이러한 변화에 도움이 될 것입니다. 특히 지출 금액을 추적하고 최종 결과와 함께 분석해서 고용주가 자신의 사업장에 잘 맞는 서비스와 그렇지 않는 서비스를 구분할 수 있도록 도와주는 서비스가 필요합니다.

건강지속(health assurance) 사업에 뛰어들 생각이 아닌 이상, 각 사업장은 이런 문제보다는 자기 사업에 집중하고 싶을 것입니다. 이런 수요를 충족할 수 있는 새로운 서비스가 생긴다면 중요한 몫을 하게 될 것입니다.

의료 서비스 간 소통

환자 한 사람의 건강 상태를 다각도로 전반적으로 살피는 새로운 의료 서비스가 제공되려면 의사, 간호사, 사회 복지사, 약사, 심리 상담가, 개인 트레이너 등 여러 분야의 의료 보건 전문가가 서로 소통하고 협조하면서 정보를 공유할 수 있어야 합니다. 이 과정은 신뢰할 수 있어야 하며 환자의 사생활이 확실하게 보장되어야 합니다.

예를 들어 건강지속(health assurance) 체계에도 슬랙과 같은 서비스가 필요할 수 있습니다. 즉 환자마다 여러 사람이 이 환자에 관해 대화를 나눌 수 있는 채널이 생기고, 환자의 병을 치료하거나 건강을 유지하도록 돕는 사람들은 전부 이 채널에서 한꺼번에 소통하도록 할 수 있습니다. 건강지속(health assurance) 체계 안에서는 어떤 세부 시장이 형성되느냐에 따라 슬랙과 같은 서비스가 여러 형태로 필요하게 될 수 있습니다.

인공지능을 조수로 활용하는 의료 서비스

인공지능은 건강지속(health assurance) 체계에서 엄청나게 큰 역할을 맡게 될 것입니다. 데이터의 양과 질이 향상되면 인공지능은 그 데이터로 학습해서 환자 개개인과 의학적인 상태를 더욱 폭넓게 파악할 수 있습니다.

클리블랜드 클리닉을 포함한 여러 의료 시설에서 IBM이 개발한 왓슨(Watson)을 활용했던 것처럼, 앞으로는 인공지능이 일종의 연구 보조처럼 의사의 진단을 도울 수 있습니다. 매년 의학계에서는 수천 편의 논문이 발표되고 신약이 끊임없이 출시되고 있으며 개선된 새로운 치료법도 계속해서 나오고 있습니다. 의사 혼자서는 다 따라잡기 힘들지만, 인공지능은 이 모든 정보를 정리해 두었다가 의사와 환자의 대화를 듣고 의사가 올바른 진단을 내리는 데 도움이 될 만한 질문과 답을 제시할 수 있을 것입니다.

인공지능은 어디에나 쓰일 것입니다. 예를 들어 인공지능으로 챗봇이 정신질환자와 "대화"를 나누게 될 것이며, 실제로 젊은 층은 심리상담가보다 챗봇에게 자신의 마음을 더 솔직하게 털어놓을 확률이 높을 것입니다. 인공지능은 노인을 매일 24시간 쉬지 않고 지켜보는 일도 도울 수 있으므로 노인들은 집에서 더 오래 생활할 수 있게 될 것입니다. 이처럼 건강지속(health assurance) 체계의 구석구석에 인공지능 기술이 보조하는 의료 서비스의 기회가 생길 것입니다.

인력 재배치

소프트웨어를 이용한 영업 지원, 자가보험 관리, 인공지능 기술이 보조하는 의료 서비스 등 지금까지 살펴본 다양한 기술이 새로 생긴다면 현재의 영업 지원 형태는 상당 부분 사라질 것입니다. 하지만 이것도 새로운 기회로 활용할 수 있습니다. 사회는 유능한 전문가를 필요로 합니다. 하던 업무가 사라졌다고 해서 인력까지 없애지 말고, 재교육을 거쳐 건강지속(health assurance) 체계에서 새로운 역할을 맡도록 해야 합니다. 기존 인력 대부분이 원격 의료나 각 가정에 제공하는 가상 진료 업무를 곧바로 시작할 수 있을 것입니다. 원격 의료만 운영하는 업계가 따로 생길 수도 있고, 그렇게 되면 의료 서비스의 회복력과 유연성을 키우는 데 도움이 될 것입니다.

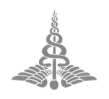

7

건강지속(health assurance)과
감염병의 새로운 대유행

건강지속(health assurance) 체계는 코로나19 대유행 이전부터 점차 큰 관심을 받으면서 의료 서비스가 나아가야 할 새로운 시대의 방향을 제시했습니다. 리봉고, 누보, 로, 킨사와 같은 업체들은 건강지속(health assurance) 체계의 접근 방식과 기술, 사업 모형이 충분히 유효하며 사용자들에게 만족스러운 경험을 제공한다는 사실을 보여 주었습니다. 동시에 기존 의료 체계는 시대에 뒤떨어지고, 비싸고, 소비자 경험도 만족스럽지 않다는 사실이 점점 확연히 드러났습니다. 건강지속(health assurance) 체계는 점차 상승세를 타고 이전 체계를 대체할 수 있을 것으로 전망됩니다.

코로나 사태로 이 흐름은 더욱 가속화됐습니다. 아이폰이 처음 개발됐을 때와 같은 순간이 의료 서비스에 찾아온 것입니다. 즉 새로운 개념이 확립될 수 있는 모든 조건이 갖추어진 상태에서 발생한 코로나 사태는 새로운 개념을 주류로 만드는 촉매가 되었습니다.

기존 의료 체계는 코로나 위기와 맞서기에 불충분하다는 사실이 점차 드러났고 거의 붕괴될 뻔했습니다. 그럼에도 사람들의 목숨을 구할 수 있었던 건 이런 결점투성이인 체계 안에서 일하는 의사, 간호사, 그 밖에 일선에서 뛴 사람들의 영웅적인 노력 덕분이었습니다.

코로나 사태를 통해 건강지속(health assurance) 체계가 최대한 신속히 발전하고 적용되어야 하는 이유가 드러났습니다. 앞으로 1~2년 동안, 코로나19 대유행을 일으킨 바이러스를 계속 관리하면서 모두가 일상으로 돌아가려고 노력할 것이고 앞으로 사회가 어떤 방향으로 나아가야 하는지 논의할 때, 건강지속(health assurance) 체계의 중요성은 더욱 부각될 것입니다. 전문가들은 이번과 같은 대유행이 더 빈번하게 발생할 것이라고 전망합니다. 건강지속(health assurance) 체계의 여러 기술은 또 다른 대유행병의 조짐을 감지하고 차단하는 데 핵심적인 역할을 하게 될 것입니다.

지금까지 모인 단서를 전부 종합해 보면, 새로운 대유행병이 발생할 경우 건강지속(health assurance) 체계가 어떻게 기능하고 어떤 도움을 줄 수 있는지 추정할 수 있습니다.

성공적인 혁신이 모두 그렇듯 의료 서비스가 변화하려면 다양한 이해관계자가 지금과 같은 체계를 더 이상 용인하지 않기로 결단을 내려야 합니다. 망가진 의료 체계를 더 나은 경험을 제공하는 체계로 바꾸려면 모두가 힘을 보태야 합니다. 개발자, 기업가, 의료 보건 전문가, 정책 입안자, 산업계 리더, 환자, 소비자 모두 각자 해야 할 역할이 있습니다.

향후 1년 또는 2년 내로 예상되는 큰 변화는 환자와 의료 서비스 제공자 사이에 낀 건강 보험이 외면당하게 될 것이라는 점입니다. 코로나 사태로 발생한 실직자 수백만 명이 건강 보험을 각자 부담하거나 보험 없이 지낼 것이고, 이들이 어마어마한 의료비 폭탄을 맞을 상황에 처하는 동시에 건강 보험 업계가 코로나를 핑계로 보험료를 대폭 인상하면 이런 상황을 뒤집어 엎으려는 움직임이 시작될 것입니다. 이미 많은 미국인들이 건강 보험은 밑 빠진 독임을 깨달았습니다. 보험료로 내는 돈이 만만치 않은데도 본인 부담금과 병원 방문마다 내는 기본 진료비가 커서, 중증 질환에 걸리거나 크게 다치는 경우가 아니라면 대체 건강 보험이 하는 일이 뭔가, 하는 생각을 하게 됩니다. 게다가 건강 보험 체계에서는 소비자가 자기 돈을 어디에 쓸지, 얼마나 쓸지를 스스로 결정하지 못합니다. 현행 의료 체계 전체가 일반적인 경제 시장의 원리와는 다르게 굴러가기 때문입니다. 건강지속(health assurance) 체계가 대안으로 자리를 잡으면, 별로 심각하지 않은 건강 문제에 드는 의료비까지 전부 건강 보험으로 해결하는 건 회사에서 받는 연금을 은퇴 후 기댈 수 있는 유일한 자산으로 여기는 것만큼 구시대적인 발상일 것입니다.

건강지속(health assurance) 체계에서는 별도로 마련된 의료비 계좌를 활용하는 사람들이 더 많아질 것으로 예상됩니다. 사업장이(또는 정부가 메디케어나 메디케이드 대신) 이 계좌에 일정한 돈을 입금하고, 사용자는 정기적으로 병원을 찾거나 건강 개선을 위해 기술적인 서비스를 받을 때, 또는 몸매 관리나 체력 단련, 심리 상담 등 건강한 생활을 유지하기 위해 이용하는 서비스 비용을 이 계좌에 있는 돈으로 지불하도록 할 수 있습니다. 돈을 어디에 어떻게 쓸 것인지를 사용자가 스스로 관리하게 되면 서비스 가격과 품질을 기준으로 더 나은 선택을 할 수 있고, 그만큼 건강지속(health assurance) 업체 간 경쟁은 (전통적인 의료 체계와 달리) 더 치열해질 것입니다.

건강에 심각한 문제가 생길 때를 대비해서 중대한 질병의 치료비를 보장하고 본인 부담금이 높은 보험을 이용하는 소비자가 많을 것입니다. 이 경우는 기존 건강 보험과 거의 비슷한 방식이 유지되겠지만 심각한 건강 문제로 사람들이 파산에 이르는 상황을 막는 것이 주된 기능이 될 것입니다.

대체로 건강한 사람은 의료비 계좌를 건강 유지에 활용할 수 있습니다. 건강은 몸의 건강과 정신 건강, 식생활, 운동, 수면, 사는 곳, 수입, 생활방식, 유전학적인 특징을 모두 고려해서 전체적으로 관리해야 한다는 사실이 더 많이 알려지면, 이 모든 요소를 하나로 통합하고 몸에 착용한 기기나 직접 사용하는 소프트웨어를 통해 다양한 건강 데이터를 수집하는 어플리케이션을 이용할 수 있을 것입니다. 수집된 데이터가 인공지능으로 입력되면 인공지능은 개개인의 패턴을 학습해서 더 건강하게 지낼 수 방법을 요모조모 제시하고 건강에 이상이 생기진 않았는지 감시할 것입니다. 예를 들어 심장발작이 일어날 위험성이나 위험한 바이러스에 감염된 조짐을 스스로 알아차리기도 전에 인공지능이 먼저 감지할 수 있습니다. 이렇게 되면 문제가 더 심각해지고 돈이 더 많이 들기 전에 치료를 받을 수 있습니다.

일상 생활에서 큰 비중을 차지하는 건강 문제가 있다면, 어떤 질병이든 그 병에 중점을 두고 치료에 필요한 모두 의료 서비스가 체계적으로 관리될 것입니다. 당뇨병 환자는 당뇨병 치료를 중심으로 건강이 관리되고, 우울증 환자나 임신을 계획 중인 여성, 치매에 걸린 노인 환자 모두 각각에 맞는 서비스를 받게 됩니다. 의료 서비스도 다른 여러 소비재와 마찬가지로 시장이 세분될 것입니다.

살다 보면 다치거나 큰 병을 앓게 될 수도 있습니다. 그럴 때는 이번 코로나 위기 상황에서 많은 사람들이 경험한 절차를 밟을 수 있을 것입니다. 즉 병원에 찾아가기 전에 먼저 영상 통화로 의사와 상담하고, 대부분은 병원에 가지 않고도 의사의 지시를 따르면 해결할 수 있을 것입니다. 병원에 꼭 가야 하는 상황이라면, 병원을 방문하는 절차가 현재 일반적으로 겪는 절차보다 수월해집니다. 우선 온라인으로 진료를 예약하고, 의사가 예약 시간에 맞춰서 올 수 없는 상황이 생기면 문자메시지로 미리 연락을 받습니다. 병원 대기실은 사라질 것입니다. 의사는 환자의 모든 건강 데이터를 검토한 다음에 환자와 만나고, 진찰실에서는 환자가 하는 이야기에 귀 기울이면서 어디가 어떻게 잘못됐는지 찾아내는 데 집중합니다. 인공지능 컴퓨터가 두 사람의 대화를 함께 듣고 의사가 미처 모를 수 있는 정보들, 가령 최근에 발표된 연구 결과나 의사가 짬이 나지 않아 아직 읽지 못한 뉴스에서 찾아낸 단서와 정보를 제시할 것입니다.

약이 필요한 경우, 의사와 인공지능은 유전체 분석으로 파악된 환자의 유전학적인 세부 유형과 다른 여러 데이터를 종합해서 부작용이 가장 적으면서 효과가 가장 우수한 약을 선별합니다. 일단 써보고 안 되면 다른 약으로 바꾸는 시행착오를 거칠 필요가 없습니다. 환자는 약값을 정확히 알 수 있고, 어디에서 어떻게 주문하는 게 가장 좋은지도 찾을 수 있습니다. 집까지 배송해 주는 온라인 서비스의 형태로 발전할 가능성이 크며, 그렇게 되면 약국에 찾아가 줄 서서 기다리지 않아도 됩니다.

이런 변화에는 어떤 대가가 따를까요? 소비자가 지금보다 더 많은 책임을 져야 한다는 것입니다. 이를 골치 아픈 일이라고 여기는 사람도 있을 것이고, 훨씬 낫다고 생각하는 사람도 있을 것입니다. 건강지속(health assurance) 체계의 소비자는 자기 돈을 어디에 어떻게 쓸지 더 많은 부분을 스스로 관리하고, 과거에는 접하지 못했던 정보를 토대로 자신이 구매할 상품과 서비스를 직접 선택해야 합니다. 의료 서비스는 나 대신 다른 누군가가 돈을 대주는 일이 아니라 스스로 비용을 지불해야 하는 일이 될 것입니다. 대신 의료비가 어디까지 보장되는지를 놓고 보험사와 씨름하지 않아도 되고, 서비스 가격을 정확하게 알 수 있을 것입니다. 의료 산업은 소비자의 요구를 충족하기 위해 더 열띤 경쟁을 벌이고, 소비자의 서비스 경험은 이전보다 훨씬 더 나아질 것입니다. 궁극적으로 의료비도 줄어들겠지요.

모두 건강지속(health assurance) 체계가 우리의 생활에 어떻게 자리잡을지 엿볼 수 있는 내용입니다. 앞으로 최소한 가까운 미래까지는 코로나19 대유행을 일으킨 코로나 바이러스를 피하고 관리하려는 노력이 일상의 한 부분이 될 것입니다. 사회는 대유행병의 혹독한 대가를 알게 된 만큼, 다음에 찾아올지 모를 또 다른 대유행병을 감지하고 막을 수 있는 다양한 방법에 투자할 것입니다. 건강지속(health assurance)은 이 과정에서 중요한 역할을 맡게 될 것입니다.

만약 수백만 명이 이 책에서 지금까지 설명한 변화를 대부분 실제로 경험하면서 살게 된다면, 대유행병이 또 발생했을 때 그리고 대유행의 위기가 오기 전에 건강지속(health assurance) 체계가 자리를 잡는다면 어떤 세상이 될지 생각해 봅시다.

개인이 겪게 될 변화를 먼저 살펴보면, 건강지속(health assurance) 체계에서 의료 서비스를 받는 사람은 건강과 관련된 데이터 대부분이 계속해서 클라우드 저장소로 전송되고 사용자는 인공지능으로 데이터를 분석해서 신종 바이러스 감염 시 나타나는 초기 증상의 패턴을 찾아내는 서비스에 자신의 데이터를 전송할 것인지 선택할 수 있습니다. 이 인공지능 서비스는 바이러스 감염 징후가 나타난 사람과 만난 적이 있는지, 또는 감염자가 발생한 장소에 간 적이 있는지를 사용자의 개인정보를 보호하는 방식으로 달력이나 스마트폰을 통해 알려줄 수 있습니다. 모든 정황을 종합할 때 사용자가 문제의 바이러스에 감염됐을 가능성이 높다고 판단하면 즉시 자가 격리를 시작하고 가족, 친구, 그 외 주변 사람들에게 전염되지 않도록 주의하라는 경고를 받게 될 것입니다.

사용자는 원격 진료 어플리케이션으로 의사에게 상황을 알릴 것입니다. 담당 의사는 사용자의 모든 데이터를 확인한 후 필요한 질문을 하고, 병을 앓는 동안 환자의 상태를 계속 확인합니다. 환자는 집에 머물면서 혈액의 산소 포화도를 측정할 수 있는 맥박 산소 측정기를 비롯해 몸에 착용하면 호흡, 심장 박동, 체온을 추적할 수 있는 기기로 몸 상태를 계속 모니터링합니다. 수집된 모든 데이터는 인공지능으로 전송됩니다. 인공지능은 환자에게 주목해야 할 이상 징후가 나타나는지 지속적으로 살핍니다. 인공지능 소프트웨어가 문제를 감지하면 환자와 가족, 의사에게 알리고 의사는 원격 진료 어플리케이션을 통해 환자를 "보게" 됩니다.

이와 같은 서비스는 시골에 사는 사람들에게 더욱 중요한 의미가 있습니다. 미국은 가장 가까운 병원이 차로 30분 이상 가야 하는 곳에 있고 전문의는 그보다 훨씬 더 멀리 가야 만날 수 있는 지역에 사는 사람들이 많습니다. 위와 같은 건강지속(health assurance) 체계가 마련되면 의료 서비스가 사실상 전무한 지역에 사는 사람들도 훌륭한 서비스

를 받을 수 있습니다.[27]

  감염되더라도 대부분은 원격 의료로 충분히 대처할 수 있습니다. 집에서도 병을 이겨 낼 수 있고, 병원에 있을 때와 거의 비슷하게 지속적인 모니터링으로 자신의 상태를 알 수 있으므로 안심하고 지낼 수 있습니다(사실 병원에 있는 것보다 낫습니다). 이것만으로도 상당한 발전입니다. 병원이나 응급실을 찾아가는 수고와 비용 부담에서 벗어날 수 있고, 감염자를 조기에 발견해서 조치함으로써 주변 사람들이 감염될 가능성을 차단해서 바이러스의 확산 속도를 늦출 수 있습니다. 소프트웨어를 통한 환자 모니터링과 원격 의료가 확립되면 의사는 시간 여유가 생기므로 환자와 원격으로 만날 때마다 환자의 말에 더 집중해서 귀를 기울이고 필요한 지시를 내릴 수 있습니다. 또한 기존 의료 체계에 비해 훨씬 더 많은 환자를 치료할 수 있습니다. 원격 의료가 확립되면 지역별 의료 자원이 다 소진될 가능성도 거의 없으므로 상태가 위중해진 환자는 곧장 병원으로 가서 필요한 치료를 받을 수 있습니다.

  병원에 반드시 와야 하는 경우, 환자가 도착하기 전에 환자의 데이터가 먼저 병원에 도착합니다. 담당 의사는 무엇을 어떻게 해야 하는지 정확하게 숙지한 상태로 환자를 맞이하므로 치료에 1초도 허비하지 않게 됩니다. 어떤 환자가 오는지 미리 알면 의료진 모두가 필요한 보호 장구를 적절히 갖출 수 있습니다. 핵심 의료진의 건강을 지키면 계속해서 더 많은 환자를 치료할 수 있고 의료진이 자기 건강을 해치면서 일할 일도 없습니다. 환자가 병원에서 각종 검사나 측정을 받으면

---

27 "응급실과 멀리 떨어진 곳에 사는 미국인들", 엘라 코에즈(Ella Koeze), 주겔 K. 페이텔(Jugal K. Patel), 안잘리 싱그비(Anjali Singhvi)의 글, 〈뉴욕타임스〉, 2020년 4월 26일. https://www.nytimes.com/interactive/2020/04/26/us/us-hospital-access-coronavirus.html

그 데이터도 전부 인공지능과 개인 의료 기록으로 전송되므로 퇴원 후에도 환자와 의사 모두 회복 과정을 더 원활하게 관리할 수 있습니다.

감염자의 데이터는 익명 처리 후 정부와 연구기관에 제공할 수도 있습니다. (기술 전문가들은 환자의 개인정보를 보호하면서 데이터를 공유할 수 있도록 확실하고 신뢰도 높은 방법을 개발해야 할 것입니다.) 이를 통해 정부 기관은 바이러스 감염 상황을 실시간으로 추적할 수 있고, 이동 제한이나 영업 제한을 완화한 경우에는 바이러스 확산 조짐이 나타나는지 감시해서 재유행 시 어떻게 차단할 것인지 더 정확하게 판단할 수 있습니다. 이러한 데이터가 일반인 모두가 볼 수 있는 바이러스 추적 지도에 적용되면, 방문 예정인 지역에 감염자가 늘고 있는 곳은 아닌지 확인하고 방문 여부를 결정할 수 있습니다. 산업계도 이 데이터를 토대로 바이러스의 기세가 꺾이고 있는 지역에 사업을 재개할 것인지를 계획할 수 있습니다. 허리케인 시즌에 정부 기관과 국민 모두 기상 데이터와 지도를 활용해서 생활을 관리하듯이, 건강지속(health assurance) 체계에서 수집되는 데이터를 종합하면 대유행병이 발생하더라도 모두가 일상생활을 더 현명하게 꾸려 갈 수 있습니다. 학계가 바이러스의 동태를 파악하고 치료법과 백신을 개발하는 데에도 이러한 데이터가 활용될 수 있을 것입니다.

전문가 대다수는 코로나19 대유행이 지나가더라도 그리 오래지 않아 다른 위험한 바이러스가 또다시 등장할 것이라고 전망하고 있습니다. 전 세계적으로 건강지속(health assurance) 데이터가 수집되고 종합된다면 새로운 감염을 조기에 감지해서 확산을 막고 광범위한 피해가 발생하지 않도록 조치하는 데 결정적인 역할을 할 수 있을 것입니다. 전 세계 수백만 명이 건강지속(health assurance) 서비스를 이용하게 되면 특정한 바이러스와 관련된 질병이 급증할 경우 그 사실을 신속히 파악할 수 있습니다. 감염자가 증가한 지역은 봉쇄하고, 수집된 데이터를 토대로 감염 징후가 나타나는 사람들에게 격리를 지시할 수 있습니다. 또한 감염 경보를 전 세계에 전달해서 감염 발생 지역에 다녀온 사람 모두에게 감염 상황에 촉각을 세우고 자신의 건강 데이터에 이상 징후가 나타나면 자가 격리를 시작하라고 통지할 수 있습니다. 전에 없던 새로운 바이러스가 나타나도 이 같은 조기 조치만으로도 감염이 대유행병으로 치닫지 않도록 충분히 막을 수 있습니다.

건강 데이터가 실제로 풍부하게 수집되면 새로운 바이러스와 맞설 수 있는 다양한 방안이 나올 것이므로, 현 시점에 우리가 예측할 수 있는 범위는 일부에 지나지 않을 가능성이 큽니다. 우수한 데이터 과학자, 의학계 연구자들은 이러한 데이터를 활용해서 문제가 되는 바이러스를 더 자세히 파악하고 집단별 건강과 인체 감염 시 나타나는 특징, 영업 제한이나 휴교령, 사회적 거리 두기와 같은 정부 조치의 효과를 더 상세히 알아낼 것입니다.

건강지속(health assurance) 체계는 모든 소비자에게 더 우수하고, 더 공정하고, 비용 효율성이 더 높은 의료 서비스를 제공합니다. 의사, 간호사, 그 외에 의료 분야 전문가들에게는 더 만족스럽게 일할 수 있는 길을 열어 줍니다. 또한 건강지속(health assurance) 체계는 바이러스 같은 보이지 않는 적으로부터 모두를 안전하게 지키는 중요한 역할을 수행할 수 있습니다.

이제는 이런 체계를 확립해야 할 때입니다. 이를 위해 각자 해야 할 역할은 다음과 같습니다.

개발자와 기업가

- 공감할 수 있는 세부 분야나 표적 집단을 선택하고 거기에 필요한 제품이나 서비스를 만듭니다.

- 의료계를 발전을 가로막는 고리타분한 존재로 여기지 말고 파트너로 삼아야 합니다. 앞으로는 창의적인 파트너십이 새로운 화폐처럼 통용될 것임을 기억해야 합니다. 전통적인 의료 서비스 환경은 검증되지 않은 기술에 돈을 들이기보다 이윤을 나눌 수 있는 파트너와 협력하는 쪽을 택할 것입니다.

- 엔지니어, 개발자들이 의료 서비스 체계에 깊숙이 들어가서 환자와 서비스 제공자가 필요로 하리라고 "추측"되는 것이 아니라 정말로 필요한 것이 무엇인지를 정확하게 파악해야 합니다.

- 새로운 종류의 데이터가 생산될 수 있는 기술을 개발하고, 소비자의 신뢰를 얻고, 그 데이터를 인공지능 학습에 이용하여 소비자에게 더욱 현명하고 더 세분화된 서비스가 제공되도록 해야 합니다.

- 사업은 책임감을 갖고 추진하십시오. 의료 보건 분야는 규제가 엄격하다는 사실도 명심해야 합니다. 정책 입안자들과 협력하여 소비자를 보호하면서도 혁신의 가능성이 열릴 수 있도록 노력해야 합니다.

- 사업 생태계의 범위를 늘려야 합니다. 의료 서비스 시장은 세분 되더라도 그 세분된 분야마다 여러 승자가 나와도 될 만큼 규모 가 클 것입니다.

의료 보건 분야의 전문가, 경영진, 혁신가

- 의료 서비스 건마다 의료비가 지급되는 현행 모형에서 벗어나야 합니다. 그리고 그 출발점으로 건강지속(health assurance)의 개 념을 받아들여야 합니다. 사람들이 최대한 건강하게 지내고 진료 실과 병원에 올 일이 없게 만드는 것이 더 가치 있는 일임을 명심 해야 합니다.

- 개발자, 기업가들을 의료 산업에 무지한 건방진 이들로 여기지 말고 파트너가 되어야 합니다.

- 소비자에게 실질적으로 도움이 될 수 있는 데이터를 수집하고 분 석하는 기술을 채택해야 합니다. 한물간 의료 기록 시스템의 데 이터에 의존하면 안 됩니다.

- 인공지능을 의료 체계의 중요한 동료로 인정하고, 이 기술을 업 무에 잘 활용하는 법을 익혀야 합니다. 인공지능 기술에는 그 기 술이 가장 잘할 수 있는 일을 맡기고 의료 전문가는 전문가로서 가장 잘할 수 있는 일을 해야 합니다.

- 원격 의료를 확대해야 합니다. 원격 의료로도 충분히 도움을 받을 수 있는 환자는 클라우드 기반 소프트웨어를 통해 진료합니다. 병원 현장에서 이루어지는 의료 서비스는 의료진의 직접 치료가 꼭 필요한 환자들에게 집중합니다.

- 소비자에게 유익한 정책을 채택해야 합니다. 적응 과정이 힘들더라도, 장기적으로는 소비자에게 유익한 정책이 결국 의료 전문가들에게도 도움이 됩니다.

정책 입안자

- 의료 서비스에서 의사 결정자와 서비스 비용을 지불하는 주체, 서비스의 혜택을 받는 주체를 재정립하여 소비자가 중심인 자유 시장의 원칙에 더 가까워지도록 해야 합니다.

- 건강지속(health assurance) 체계를 누구나 저렴한 비용으로 우수한 의료 서비스를 이용할 수 있는 안전망으로 만듭니다. 동시에 개발 직후에는 경제적으로 여유가 있는 소수만 이용할 수 있지만 나중에 일반 대중에게 확대 적용할 수 있는 프리미엄 서비스를 개발해야 합니다.

- 인공지능을 알아야 합니다. 알고리즘과 데이터, 개인정보 관리에 필요한 규정을 큰 문제가 발생하기 전에 미리 마련해야 합니다. 소프트웨어 정의 기술 규정 등 인공지능을 규제할 수 있는 새로

운 방안이 필요합니다.

• 개개인의 건강에 사회적 결정인자가 중요한 역할을 한다는 점, 한 개인의 전체 건강 관리 중 80퍼센트는 가정에서 시작되며 가족, 지역 사회, 식생활, 교육, 주거 환경과 관련이 있다는 사실에 유념해야 합니다. 훌륭한 의료 보건 정책이 되려면 의료에 국한되지 않고 훨씬 더 많은 것을 고려해야 합니다.

• 9/11 테러 조사위원회에 상응하는 "의료 보건 조사위원회"를 구성하십시오. 해당 위원회는 보이지 않는 적인 코로나바이러스가 확산됐을 때 정부와 의료 산업계 모두 국민 건강을 합리적인 비용으로 안전하게 지켜 내지 못했음을 먼저 인정하고 활동을 시작해야 합니다.

보험 업계

• 변화하는 소비자 행동에 맞게 투자하고, 건강지속(health assurance) 체계로 전환되는 통로가 되어야 합니다.

• 건강지속(health assurance) 체계와 이미 파국에 이른 현행 의료 체계의 관계를 다시 생각하십시오.

• 소비자가 더 건강하게 지내도록 하려면 보험사가 보유한 데이터를 어떻게 활용할 수 있을지 방법을 모색하십시오. 사업의 중심

은 의료 체계가 아닌 소비자가 되어야 합니다.

- 의료비 절감으로 발생하는 장점을 공유하고 건강지속(health assurance) 체계 안에서 환자가 보다 나은 경험을 할 수 있도록 의료기관, 의료 보건 체계와 협력하는 새로운 방안을 찾으십시오.

우리는 여러분의 행동을 촉구하기 위해 이 책을 썼습니다. 이 책을 통해 의료 서비스를 새로운 관점으로 보고 참신한 기회를 떠올리길 바랍니다.

의료 서비스를 가장 위태롭게 만드는 건 어떠한 위기도 감수하지 않으려는 태도입니다. 실리콘밸리 기업가와 195년의 역사를 이어온 학계 의료시설의 CEO가 한마음으로 이 책을 쓴 건 바로 그 점에 대해 깊이 공감해서입니다.

우리 두 사람은 지금이야말로 미국에서 의료 서비스가 제공되는 방식이 새로워져야 할 때라고 깊이 확신합니다. 그리고 그 일은 특정 산업이 단독으로 해낼 수 있는 일이 아니라고 생각합니다.

2020년 초에 발생한 코로나 사태는 모든 인간이 가진 가장 중요한 권리, 즉 건강 문제에 시달리지 않고 잘 살아갈 권리가 지켜지려면 변화가 필요하다는 사실을 일깨워 주었습니다. 그 사태가 중요한 신호탄이라는 사실을 소비자와 의료기관, 보험 회사, 고용주, 제약업계 경영진, 정책 입안자 모두가 알아야 합니다.

감사의 말

헤먼트 타네자

리더십을 발휘해 준 스티븐, 우리 두 사람을 도와준 케빈에게 감사를 표합니다.

사려 깊은 파트너 레바 노리아(Reva Nohria)와 브렌트 도버(Brent Dover), 유진 케트네트소프(Eugene Ketnetsov)를 비롯해 의료 서비스 혁신을 앞장서서 이끌고 있는 커뮤어 팀 전체에 고맙다는 인사를 전합니다. 함께 응원해 준 제너럴 카탈리스트의 파트너들, 창의성과 에너지를 믿고 나와 꾸준히 긴밀하게 협력하는 여러 창업자들에게도 감사드립니다.

제스, 벨라, 아리아, 아자이, 우리 가족에게도 고맙다는 말을 전하고 싶습니다.

스티븐 클라스코

산부인과 전문의로서, 잉태의 순간이 찾아오고 9개월이 지나면 아기가 탄생한다는 신비로운 사실은 늘 저를 설레게 합니다. 그 기간 동안 수많은 요소와 사람들이 최상의 결과를 얻기 위해 노력합니다. 신비로운 과정을 거쳐서 태어나는 아이들처럼, 1년 전 헤먼트와의 우연한 만남에서 시작하여 완성된 이 책은 저에게 "자식"과도 같은 책입니다. 책이 세상에 나오기까지 정말 많은 분들이 각자의 몫을 해 주었습니다.

내 조언자 필 그린(Phil Green)은 헤먼트와 제가 잘 맞을 거라고 맨 처음 제안한 사람입니다.

의학과 사람들, 저널리즘을 두루 잘 아는 마이클 호드(Michael Hoad)는 의료 서비스 개혁에 관한 글을 쓰는 우리 두 사람에게 꼭 필요한 도움을 주었습니다. 마이클은 지금까지 내가 쓴 모든 책과 글을 도와줬고, 이제는 우리는 서로가 쓰다 만 문장을 알아서 마무리할 수 있을 정도가 되었습니다.

존 에카리우스(John Ekarius)는 20년 넘게 내 비서실장으로 일하면서 내의 선견지명 이상의 정신 나간 일을 벌이려고 할 때마다 곁에서 경고해 주었습니다. 존의 말은 늘 옳습니다.

토머스 제퍼슨대학교 이사회는 하나의 사업체였던 병원을 "주소가 필요 없는 의료 서비스 기관"으로 전환하려 할 때 "10년 뒤면 분명해질 일을 지금부터 시작한다고 생각하자"는 저의 제안을 기꺼이 받아들였습니다.

온라인 오프라인 통합(Online-Merge-Offline: OMO) 분야의 선구자인 에이미 반 빈스버그(Aimee Van Wynsberghe)는 이 분야의 윤리가 확립되도록 전 세계를 무대로 싸우고 있습니다.

데이터 보웬 매튜(Dayna Bowen Matthew)는 가장 심각한 불평등은 의료 서비스에 있다는 마틴 루터 킹의 꾸짖음이 지금도 여전히 경종을 울린다고 믿습니다. 이를 토대로 인종이 다르다는 이유로 겪는 부당한 처우, 차별적인 의료 서비스와 맞서는 개혁을 돕고 있습니다.

케빈 메이니

이 프로젝트에서 정말 멋진 파트너가 되어 준 헤먼트와 스티븐에게 가장 먼저 감사의 인사를 드리고 싶습니다. 가능한 모든 방법을 동원해서 도와준 제너럴 카탈리스트와 제퍼슨헬스의 모든 분들께도 감사드립니다.

카테고리 디자인 어드바이저(Category Design Advisors)의 내 파트너들, 특히 마이크 댐하우세(Mike Damphousse)는 내가 이 책에 때문에 다른 일은 손도 대지 못할 때 참고 기다려주었습니다. 오래전부터 편집을 도와준 밥 로(Bob Roe)는 이번에도 노련한 솜씨로 최종 편집을 맡아 주었습니다.

헤먼트와 스티븐, 케빈은《재앙이 된 의료 서비스》의 저자 데이비드 골드힐, 누보의 CEO 오렌 오즈(Oren Oz), 프로테우스 디지털 헬스의 CEO 앤디 톰슨(Andy Thompson), 어너(Honor)의 CEO 세스 스턴버그(Seth Sternberg), 이노백서(Innovaccer)의 최고 의료책임자 데이비드 내이스(David Nace), 미국 과학기술정책국의 전 최고기술책임자 어니시 초프라(Aneesh Chopra), 로의 CEO 재크 레이타노, 컬러의 CEO 오스먼 라라키(Othman Laraki), 인터마운틴 헬스케어의 CEO 마크 해리슨, 제퍼슨 인구집단건강 대학의 초대 학장 데이비드 내시(David Nash), xG 헬스 솔루션(xG Health Solutions)의 회장 글렌 스틸(Glenn Steele), Rx센스(RxSense)의 CEO 릭 베이츠(Rick Bates), 그리고 비공식 대화로 큰 도움을 준 그 외 여러 분들, 의료 보건 산업을 이해하고 건강지속(health assurance) 체계를 생각해 낼 수 있도록 도와준 모든 분들께도 감사의 말씀을 드립니다.

저자 소개

헤먼트 타네자는 업체 커뮤어의 회장이자 공동 창립자이다. 벤처 캐피털 업체 제너럴 카탈리스트의 상무이사도 맡고 있다. 〈포브스(Forbes)〉가 선정하는 최고의 벤처투자가 리스트인 '미다스의 손'에 포함된 적이 있다. 사업 목표가 뚜렷한 창업자들과 손잡고 사회의 장기적인 발전에 도움이 되는 플랫폼 업체들을 설립해 왔다. 타네자와 제너럴 카탈리스트는 에어비앤비, 컬러, 그래머리(Grammarly), 구스토(Gusto), 리봉고, 마인드스트롱, 오스카(Oscar), 로 헬스, 삼사라(Samsara), 스냅, 스트라이프, 워비 파커(Warby Parket) 등의 설립 초기에 투자했다. 저서로는《언스케일(Unscaled)》이 있다. 2018년에 출간된 이 첫 번째 저서는 타네자의 투자 원칙인 "탈규모의 경제학"을 설명한 책이다.

스티브 클라스코 박사는 토머스제퍼슨대학교의 총장이자 제퍼슨헬스의 CEO다. 2020년 세계경제포럼에서 디지털 경제·새로운 가치 창출 분야 특별회원으로 지명됐다. 〈모던 헬스케어(Modern Healthcare)〉에서 3년간 가장 영향력 있는 인물로 선정되었으며 의료 산업 경영자로는 유일하게 〈패스트 컴퍼니(Fast Company)〉의 "산업계의 가장 창의적인 인물"로 선정됐다.

　케빈 메이니는 베스트셀러 저술가이자 기술 분야 저널리스트, 카테고리 디자인 어드바이저의 창립 파트너다. 저서로는 헤먼트와 공동 저술한 《언스케일(Unscaled)》과 《더 크게 놀아라: 해적, 이상주의자, 혁신가가 시장을 만들고 지배하는 방식(Play Bigger: How Pirates, Dreamers and Innovators Create and Dominate Markets)》, 《내 인생에 타협은 없다: IBM 신화를 만든 왓슨의 황소고집(The Mavericlc and His Machine: Thomas Watson Sr. and the Making of IBM)》 등이 있다. 〈USA 투데이〉, 〈포춘〉, 〈와이어드〉, 〈뉴스위크〉 등 10여 곳이 넘는 언론에 글을 기고해 왔다. CNN, CNBC, NPR, CBS 선데이 모닝 등 텔레비전과 라디오 방송에도 자주 출연했다.

추천사

"아플수록 유리한 체계가 아닌 건강할수록 유리한 체계, 혁신을 포용하고 소비자도 책임을 지는 그런 의료 체계를 만들 수 있을까? 이 책은 희소성이 기반인 현 의료 체계를 풍족함을 기반으로 하는 새로운 체계로 전환해서 그 가능성을 여는 신선한 방법을 제시한다. 코로나19 사태가 의료 서비스에 '아이폰이 처음 개발된 순간'과 같은 기회라면 지금 행동에 나서야 한다."

- 마이크로소프트 리서치(Microsoft Research) 부사장, 피터 리(Peter Lee)

"타네자와 클라스코는 의료 서비스의 미래를 위해 우리가 할 수 있는 일과 무조건 해야 하는 일이 무엇인지 다시 생각하게 한다."

- 미국 보훈부 전 장관, 데이비드 셜킨(David Shulkin)

"스티븐과 헤먼트는 의료 서비스의 딜레마가 극복할 수 없는 문제처럼 보이지만 알고 보면 그렇지 않다는 사실을 멋지게 설명한다."

- 애플(Apple) 전 CEO, 존 스컬리(John Sculley)

"《지속 가능한 헬스케어를 위한 새로운 헬스케어 패러다임》은 소비자가 현명한 의사결정을 도와주는 방법들을 활용하고 의료 서비스 산업이 우리를 최대한 건강하게 만들기 위해 서로 경쟁을 벌이게 만들 수 있는 희망적인 방법을 제시한다."

- 미국 과학기술정책국 전 최고기술책임자, 어니시 초프라(Aneesh Chopra)

"스티브와 헤먼트는 우리 모두가 의료 서비스의 전통적인 접근 방식에서 벗어나겠다는 의지를 갖는다면 어떤 일들이 가능해지는지 다시 생각하게 한다."

- 모어하우스 의과대학 총장 겸 학장, 의학박사,

  발레리 몽고메리(Valerie Montgomery)

"이 책은 의료 서비스에 변화가 필요한 부분을 찾아내고 의료가 소비자 혁명에 동참하게 하려면 변화를 만드는 기술과 인공지능의 힘을 어떻게 활용하는 것이 최선인지 알려 준다. 깊은 통찰이 담긴 청사진과 같은 책이다."

- 〈포브스우먼(ForbesWoman)〉 발행인, 모이라 포브스(Moira Forbes)